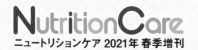
ニュートリションケア 2021年 春季増刊

オールカラー

病態別 栄養療法 まるわかりガイド

病態生理・診断・治療・食事療法・栄養指導のポイント

編 著

早坂 朋恵

東北医科薬科大学病院栄養管理部管理栄養士長

MCメディカ出版

編集にあたって

　栄養指導を行っていて、なかなか食習慣が変えられない患者や食事療法を拒否する患者に遭遇した経験があると思います。もう一度ふり返ってみましょう。理想的な食事内容を一方的に押しつけてはいませんでしたか？ そして、できない患者を劣等生扱いしていませんでしたか？

　私たち管理栄養士の役割は、患者がこれまで培ってきたそれぞれの食習慣をベースに疾患や症状が改善することを目的として、患者と同じ目線に立ち、真摯に向き合い、ともにできることを考え、サポートしていくことだと考えます。

　適切なアドバイスを行うためには、管理栄養士自身が病態や治療について学び、しっかりと理解することが重要です。本書は、第1章では、病態生理や診断、治療について各専門の医師に解説をしていただきます。第2章では、管理栄養士より各病態における食事療法、栄養指導について、具体的で「患者が実行したくなる極意」を紹介していただきます。本書が、みなさんの明日からの業務に役立つ必携の1冊となれば幸いです。

2021年3月

東北医科薬科大学病院栄養管理部管理栄養士長

早坂朋恵

病態別栄養療法まるわかりガイド　目　次

第1章　病態生理・診断・治療の基本

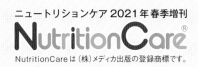
第 2 章　食事療法と栄養指導の実際

表紙・本文デザイン　松橋洋子 ／ 本文イラスト　中村恵子

編集

はやさか・ともえ
早 坂 朋 恵　東北医科薬科大学病院栄養管理部管理栄養士長

執 筆 者 一 覧 <small>(50音順)</small>

あおき・みつこ
青 木 満 子　独立行政法人地域医療機能推進機構中京病院
栄養管理室管理栄養士　　第 2 章-8

うえだ・こうへい
上 田 耕 平　国家公務員共済組合連合会枚方公済病院栄養科　第 2 章-9

うすい・まさひろ
薄 井 正 寛　大崎市民病院糖尿病・代謝内科科長　第 1 章-4

えんどう・りゅうじん
遠 藤 龍 人　岩手医科大学看護専門基礎講座教授　第 1 章-11

おおた・りゅうすけ
太 田 竜 右　独立行政法人地域医療機能推進機構中京病院
循環器内科　　第 1 章-8

おくだ・みゆき
奥 田 みゆき　一般財団法人大阪府結核予防会大阪病院内科診療部長　第 1 章-9

きむら・ともよし
木 村 朋 由　独立行政法人地域医療機能推進機構仙台病院
腎センター内科センター長　　第 1 章-2、3

くぼた・なおと
窪 田 直 人　東京大学医学部附属病院病態栄養治療部部長　第 1 章-1

さいとう・えいこ
齊 藤 詠 子　東京医科歯科大学医学部附属病院消化器内科助教　第 1 章-10

さいとう・けいこ
斎 藤 恵 子　東京医科歯科大学医学部附属病院臨床栄養部副部長　第 2 章-10

しみず・ゆくえ
清水行栄 東京医科歯科大学医学部附属病院臨床栄養部 第2章-12

すずき・りさ
鈴木里彩 東京医科歯科大学総合診療科特任助教 第1章-12

せきね・りえ
関根里恵 東京大学医学部附属病院
病態栄養治療部副病態栄養治療部長 第2章-1

たかぎ・ひとみ
髙木　瞳 大崎市民病院栄養管理部主任管理栄養士 第2章-4

なかの・とおる
中野　徹 東北医科薬科大学病院消化器外科准教授 第1章-6

にしおか・こうじ
西岡紘治 一般財団法人大阪府結核予防会大阪病院内科 第1章-9

はやさか・ともえ
早坂朋恵 東北医科薬科大学病院栄養管理部管理栄養士長 第2章-6

はやし・たかのり
林　高則 国立研究開発法人医薬基盤・健康・栄養研究所
国立健康・栄養研究所臨床栄養研究部栄養療法研究室室長 第1章-1

みかみ・えり
三上恵理 弘前大学医学部附属病院栄養管理部管理栄養士長 第2章-7

もりや・としこ
守屋淑子 独立行政法人地域医療機能推進機構仙台病院
栄養管理室栄養管理室長 第2章-2、3

やなぎまち・みゆき
柳町　幸 弘前大学医学部附属病院
内分泌内科・糖尿病代謝内科講師 第1章-7

やのめ・ひでき
矢野目英樹 社会医療法人財団慈泉会相澤病院栄養科 第2章-11

わかまつ・まいこ
若松麻衣子 秋田大学医学部附属病院栄養管理部主任栄養士 第2章-5

わたなべ・ごう
渡辺　剛 秋田大学医学部消化器外科助教／
秋田大学医学部附属病院栄養管理部副部長 第1章-5

第 **1** 章

病態生理・診断・治療の基本

1

2型糖尿病

林高則 ● 国立研究開発法人医薬基盤・健康・栄養研究所
国立健康・栄養研究所臨床栄養研究部栄養療法研究室室長
窪田直人 ● 東京大学医学部附属病院病態栄養治療部部長

2型糖尿病の病態生理

　糖尿病とは、インスリンの作用不足によって生じる慢性高血糖を主徴とする代謝疾患群です。糖尿病のなかでも約95％を占める2型糖尿病は、インスリン分泌低下とインスリン抵抗性が相まってインスリン作用不足を来し、高血糖を生じます。

　インスリン分泌低下は、体質（遺伝的要因）と関連が深く、とくに日本人を含む東アジア人はインスリン分泌能が欧米人と比較して低いことが報告されています[1]。また、インスリン抵抗性とは、血中に十分にインスリンが存在するにもかかわらず、その作用が低下している状態を指します。慢性的にエネルギー過剰状態や運動不足が続くと、インスリン抵抗性が惹起されます。これは過剰に肝臓や骨格筋、脂肪組織などのインスリン作用臓器にエネルギーが蓄積されることを防ぐ適応とも考えられますが、インスリン分泌能（膵β細胞機能）が低下しない限り、血糖値が正常値に保たれるまでインスリン値が上昇するので、最終的にはエネルギーとして貯蔵されます。つまり、食べすぎや運動不足などのエネルギー過剰な生活習慣が続くと、肥満、インスリン抵抗性、高インスリン血症が惹起され、2型糖尿病の基盤病態が形成されていきます。そして、膵β細胞からのインスリン分泌がインスリン抵抗性を代償できなくなると、血糖が上昇して糖尿病を発症します。

2 型糖尿病の診断

　現在用いられている糖尿病の診断基準は2010年に改定されたもので、その最大の改定点は、HbA1c を糖尿病型の判定基準に取り入れたことです。それまでの診断基準は、糖尿病の典型的症状（口渇、多飲、多尿、体重減少）の存在や確実な糖尿病網膜症の存在がある場合を除き、1回の検査のみでは糖尿病と診断できませんでした。しかし、2010年の改定では血糖値の判定基準に HbA1c が加わり、HbA1c と血糖値がともに糖尿病型であれば、1回の測定で糖尿病の診断が可能となりました（図1）[2]。従来どおり血糖値に関しては、別の日の採血で糖尿病型が確認されれば糖尿病と診断できますが、HbA1c のみが複数回糖尿病型であっても糖尿病と診断できません。

2 型糖尿病の治療

治療の目標

　糖尿病治療の目標は、合併症の発症や進展を予防し、生活の質（quality of life；QOL）を維持して健康人と変わらない寿命を全うすることで、とくに早期から積極的な血糖コントロールを行うことで、長期的な予後に対する有用性が示されています[3]。2017年には、2型糖尿病を有する日本人を対象に、血糖・血圧・脂質の厳格コントロール治療と従来治療とを比較した大規模臨床試験の J-DOIT3 の結果が報告され、厳格かつ統合的な治療で合併症の発症をさらに抑えられることが示されました[4]。一方、北米で行われた大規模臨床試験の ACCORD 試験[5]は、強化療法群で死亡率が有意に増大したため中止されましたが、これには強化療法による重症低血糖の関与などが考えられています。実際の血糖管理の目標値は、厳格な血糖管理を一律に追求するのではなく、個々の症例によって年齢や合併症に応じた適切な治療目標を設定することが求められます。

　治療方針の立て方としては、インスリン療法の絶対適応である1型糖尿病患者（インスリン依存状態）や糖尿病性昏睡、重篤な感染症、侵襲の大きい手術などでは、初期からインスリン療法を開始します。インスリン治療の絶対適応でない場合は、初診

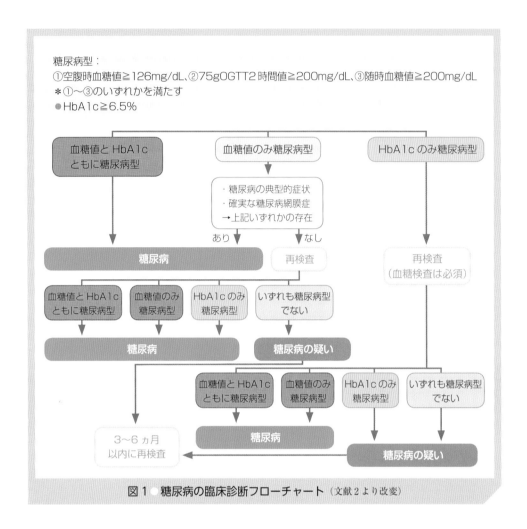

糖尿病型：
①空腹時血糖値≧126mg/dL、②75gOGTT2時間値≧200mg/dL、③随時血糖値≧200mg/dL
＊①〜③のいずれかを満たす
●HbA1c≧6.5%

血糖値とHbA1c
ともに糖尿病型

血糖値のみ糖尿病型

HbA1cのみ糖尿病型

・糖尿病の典型的症状
・確実な糖尿病網膜症
→上記いずれかの存在

あり　　　なし

糖尿病

再検査

再検査
（血糖検査は必須）

血糖値とHbA1c
ともに糖尿病型

血糖値のみ
糖尿病型

HbA1cのみ
糖尿病型

いずれも糖尿病型
でない

糖尿病

糖尿病の疑い

血糖値とHbA1c
ともに糖尿病型

血糖値のみ
糖尿病型

HbA1cのみ
糖尿病型

いずれも糖尿病型
でない

3〜6ヵ月
以内に再検査

糖尿病

糖尿病の疑い

図1●糖尿病の臨床診断フローチャート（文献2より改変）

時のHbA1cが9.0%未満であれば、不適切な食事や運動不足による肥満、インスリン
抵抗性といった2型糖尿病の基盤病態の改善をめざし、まず食事療法と運動療法を行
います。そして食事療法、運動療法を2〜3ヵ月間続けても目標の血糖コントロール
を達成できない場合は、薬物療法を開始します。

運動療法

　運動療法をはじめる際は、まずメディカルチェックを行い、患者が運動療法を行っ
てよいかどうかを判断する必要があります。表1[2]のような場合は、運動療法を行う
ことで血糖値や合併症、併存疾患などを増悪させる可能性があるため、禁止あるいは
制限が必要です。

表1 ● 運動療法を中止あるいは制限したほうがよい場合 （文献2より改変）

1. 糖尿病の代謝コントロールが極端に悪い場合
   （空腹時血糖値 250mg/dL 以上や尿ケトン体中等度以上陽性）
2. 増殖前網膜症以上の場合
3. 腎不全がある場合
4. 虚血性心疾患や心肺機能に障害がある場合
5. 骨・関節疾患がある場合
6. 急性感染症がある場合
7. 糖尿病壊疽がある場合
8. 高度の糖尿病性自律神経障害がある場合

　運動による血糖改善作用は、急性効果と慢性効果に分けられます。急性効果は1回の運動での血糖降下作用のことで、そのメカニズムとしては運動による骨格筋でのAMPキナーゼの活性化を介した4型糖輸送担体（glucose transporter 4；GLUT4）の細胞膜へのトランスロケーション促進などが知られています[6]。さらに、運動を定期的に継続することで、骨格筋量の増加などによりインスリンの効きがよくなり（インスリン抵抗性が改善し）、血糖改善作用が得られます。これを慢性効果といいます。

　運動は、有酸素運動とレジスタンス運動に分けられます。有酸素運動は歩行、ジョギング、水泳などの全身運動が該当します。運動継続時間は、糖質と脂肪酸の効率よい燃焼のために20分以上が望ましいとされていますが、1日1回45分の運動よりも、3回の食後に15分間の運動を行ったほうが血糖コントロールが改善したという報告もあり[7]、短時間でも食後の積極的な運動がすすめられます。また、頻度としては週に150分以上、週に3回以上、また運動しない日が2日間以上続かないようにすることがすすめられています。レジスタンス運動は、重りや抵抗負荷に対して動作を行う運動であり、血糖改善作用だけでなく、骨格筋量や筋力を維持・増強させます。とくに禁忌でなければ、週2～3回程度行うことがすすめられています[8]。

薬物療法

　糖尿病治療薬は、作用機序からインスリン分泌非促進系、インスリン分泌促進系、インスリン製剤の3種類に、また投与方法から経口薬と注射薬に分けられます（図2）[2]。2021年2月には国内初となる経口GLP-1受容体作動薬の販売が開始されました。患者の病態や合併症の有無、薬剤の作用特性などを考慮し、またできるだけ低血糖を起こさないように留意し、薬剤を選択します。一般的には、インスリン分泌能が比較的保

機序	種類	投与方法	おもな作用	単剤での低血糖リスク	体重への影響
インスリン分泌非促進系	ビグアナイド薬	経口	肝臓での糖産生抑制	低	なし
	チアゾリジン薬	経口	骨格筋・肝臓でのインスリン抵抗性改善	低	増加
	α-グルコシダーゼ阻害薬（α-GI）	経口	腸管での炭水化物の吸収分解遅延による食後血糖上昇の抑制	低	なし
	SGLT2阻害薬	経口	腎臓でのブドウ糖再吸収阻害による尿中ブドウ糖排泄促進	低	減少
インスリン分泌促進系（血糖依存性）	DPP-4阻害薬	経口	GLP-1とGIPの分解抑制による血糖依存性のインスリン分泌促進とグルカゴン分泌抑制	低	なし
	GLP-1受容体作動薬	経口 注射	DPP-4による分解を受けずにGLP-1作用増強によりインスリン分泌促進とグルカゴン分泌抑制	低	減少
インスリン分泌促進系（血糖非依存性）	スルホニル尿素（SU）薬	経口	インスリン分泌促進	高	増加
	速効型インスリン分泌促進薬（グリニド薬）	経口	より速やかなインスリン分泌促進・食後高血糖の改善	中	増加
インスリン製剤	超速効型／速効型／中間型／特効型溶解／混合型／配合溶解	注射	超速効型や速効型製剤は食後高血糖を改善し、特効型溶解や中間型製剤は空腹時高血糖を改善する	高	増加

図2 ● 糖尿病の治療薬（文献2より改変）

たれている発症初期で、肥満のあるインスリン抵抗性優位の2型糖尿病患者では、膵β細胞の負担を軽減するインスリン分泌非促進系薬が、非肥満でインスリン分泌が低下している患者にはインスリン分泌促進系薬が適しています。薬物療法を3ヵ月間継続投与しても目標に達しない場合には、他剤との併用など別の治療法を考慮します。

2型糖尿病の栄養療法・管理

食事療法はすべての糖尿病患者に必要な糖尿病治療の基本であり、適切なエネルギ

エネルギー摂取量 ＝ 目標体重 × エネルギー係数

目標体重
　65 歳未満　　：[身長]^2 × 22
　65 〜 74 歳　：[身長]^2 × 22 〜 25
　75 歳以上　　：[身長]^2 × 22 〜 25

> 75 歳以上では現体重に基づき、フレイル、ADL 低下、併発症、体組成、摂食状況、代謝状態などの評価を踏まえ、適宜判断する

エネルギー係数の目安
　軽い労作（大部分が坐位）　　　　　　　　　　　：25 〜 30kcal/kg 目標体重
　普通の労作（坐位＋通勤・家事・軽い運動）：30 〜 35kcal/kg 目標体重
　重い労作（力仕事や活発な運動習慣）　　　　：35 〜　　 kcal/kg 目標体重

図 3 ● 糖尿病治療開始時のエネルギー摂取量の目安（文献 2 を参考に作成）

ー摂取量とエネルギーバランスをめざします。

エネルギー摂取量

　過度なエネルギー摂取は、肥満、インスリン抵抗性をひき起こし、血糖コントロールを悪化させます。そのため、適正体重の維持や肥満改善のために適正なエネルギー量の摂取が重要です。これまで日本では、BMI 22kg/m^2 を基準として標準体重を算出し、これに活動係数を乗じてエネルギー摂取量の目安を算出することが推奨されてきました。しかし、総死亡リスクと BMI を検討したこれまでの研究結果から、総死亡率がもっとも低い BMI は年齢などによって異なることが示されています。そこで、2019 年に改訂された『糖尿病診療ガイドライン 2019』では、個々の症例ごとに目標体重を設定し、この目標体重にエネルギー係数を乗じてエネルギー摂取量の目安を算出するよう変更されています（図 3）[2]。65 歳未満の患者であれば、これまでの標準体重（身長 [m]^2 × 22）で算出しますが、65 歳以上の高齢者では（身長 [m]^2 × 22 〜 25）で算出し、さらに 75 歳以上は、現在の体重に基づいて日常生活動作（activities of daily living：ADL）や併発症、摂食状況などを鑑みて適宜判断することとなりました。

　高齢者糖尿病では、過栄養だけでなく、現在増加しているサルコペニア・フレイル対策を考慮した食事療法を行うことが推奨されています。また、食事療法開始後は、体重の増減や血糖コントロールを勘案して、適宜エネルギー摂取量の設定を見直すことも重要です。

栄養素バランス

　糖尿病の予防や管理における理想的な栄養素摂取比率を定めるための十分なエビデンスは乏しく、病態や合併症、身体活動量、年齢、嗜好性など患者のもつ多彩な条件に基づいて、個々の症例に応じて栄養素の組成を決定します。一般的には、初期設定として指示エネルギーの50～60%を炭水化物から摂取し、たんぱく質は20%エネルギーまで、残りを脂質から摂取するようにします。また、脂質が25%エネルギーを超える場合は飽和脂肪酸を減らすなど脂肪酸組成に配慮する必要があります[9]。『糖尿病食事療法のための食品交換表 第7版』（以下『食品交換表』）では、食事に占める炭水化物の割合が60、55、50%の3通りで各食品表の単位分配表が掲載され、一定の指示エネルギー量を守りながらバラエティーに富んだ食品を選ぶうえで参考となります。

2型糖尿病の合併症・併存症

　糖尿病の合併症には、高度のインスリン作用不足によって生じる急性合併症と、長期の高血糖によって起こる慢性合併症としての神経障害、網膜症および腎症があります。また、糖尿病と併存しやすい代表的な疾患として大血管症がありますが、これらは最近「併存症」と呼ぶようになっています。糖尿病がない人でも発症するので、真の糖尿病合併症ではないという考えからです。また骨病変、手病変、歯周病、認知症、がんなどの疾患も、糖尿病患者で多く併発することがわかっています。

急性合併症

糖尿病性ケトアシドーシス（diabetic ketoacidosis；DKA）

　インスリン作用の極度の低下とインスリン拮抗ホルモン（グルカゴン、カテコールアミンなど）の過剰により、糖利用の低下、脂質分解の亢進が起こり、ケトン体が過剰に産生されアシドーシスを来します。1型糖尿病患者の発症時や治療中断、感染、重篤な全身疾患などを契機に発症する場合がほとんどですが、2型糖尿病患者でも清涼飲料水の過剰摂取時などにみられることがあります。また、SGLT2阻害薬を使用している患者は、高血糖がなくてもDKAを生じることがあり注意が必要です。

高浸透圧高血糖状態

　著しい高血糖と高度な脱水に基づく高浸透圧血症が病態の中心です。高齢の2型糖尿病患者が感染、脳血管障害、手術、高カロリー輸液、薬剤（ステロイドや利尿薬）などで高血糖を来した場合に発症することが多いです。しかし、インスリン欠乏はDKAに比して相対的であるため、ケトン体は正常ないし軽度の増加にとどまります。

慢性合併症

　糖尿病に特有の細小血管症である神経障害、網膜症および腎症が該当し、一般に「しめじ（神経、眼、腎臓）」の順に発症するといわれています。細小血管症の発症や進展には、糖尿病あるいは高ブドウ糖によりひき起こされるポリオール経路の亢進、ジアシルグリセロール‐プロテインキナーゼC活性の異常、ヘキソサミン経路の亢進、酸化ストレスの亢進、終末糖化産物（advanced glycation endproducts：AGEs）‐AGE受容体系の亢進などの細胞内代謝異常が想定されています。発症・進展予防には厳格な血糖コントロールが重要です。

併存症

　とくに糖尿病患者の予後に影響が大きい大血管症として冠動脈疾患、脳血管障害および末梢動脈疾患、糖尿病性足病変などがあります。大血管症は、耐糖能異常あるいは軽症糖尿病においても発症のリスクが増大し、成因や治療の観点から、食後高血糖、内臓脂肪型肥満、高血圧、脂質異常が集積したメタボリックシンドロームが重要です。喫煙なども含めたこれらの危険因子を包括的に管理することが、大血管症の発症・進展予防に重要です。

2型糖尿病患者の栄養指導時に伝えてほしいこと

　糖尿病では、『食品交換表』を用いた栄養指導が基本です。しかし『食品交換表』は、素材から調理した食事に関する情報がほとんどであるため、外食や中食の場合には、その有用性が限定的になってしまうこともあります。近年では、高齢者も含めた多くの糖尿病患者が、仕事や時間、調理技術の問題などさまざまな理由で外食・中食を選択せざるを得ない場合もあり、患者のなかには「栄養指導の内容は理解できるけれど、

実践はできそうもありません」と話す人もいます。そのような場合でも、最近は食料品店での個別包装や少量化がすすみ、一食分の食品を入手しやすくなっているので、その食品を組み合わせることで食事の量やバランスを調整できます。

　「○○はダメ」という指導ではなく、個々の患者ごとの生活環境を十分に把握し、そのなかで問題点をみつけ、「今できる食事療法を一緒に考えましょう」と、患者が実践できる食事療法を相談しながら提案していくことが重要です。さらに、1回のみの指導ではなく、継続した指導を行い、実践できたことはしっかりと評価し、一緒に新たな課題やその対応策をみつけていくことが、患者の食事療法に対するモチベーションの維持につながるのではないかと考えられます。

引用・参考文献

1）Kodama, K. et al. Ethnic differences in the relationship between insulin sensitivity and insulin response : a systematic review and meta-analysis. Diabetes Care. 36（6）, 2013, 1789-96.
2）日本糖尿病学会編・著. 糖尿病治療ガイド 2020-21. 東京, 文光堂, 2020, 152p.
3）Holman, RR. et al. 10-year follow-up of intensive glucose control in type 2 diabetes. N. Engl. J. Med. 359（15）, 2008, 1577-89.
4）Ueki, K. et al. Effect of an intensified multifactorial intervention on cardiovascular outcomes and mortality in type 2 diabetes（J-DOIT3）: an open-label, randomised controlled trial. Lancet Diabetes Endocrinol. 5（12）, 2017, 951-64.
5）Action to Control Cardiovascular Risk in Diabetes Study Group. Effects of intensive glucose lowering in type 2 diabetes. N. Engl. J. Med. 358（24）, 2008, 2545-59.
6）Holloszy, JO. A forty-year memoir of research on the regulation of glucose transport into muscle. Am. J. Physiol. Endocrinol. Metab. 284（3）, 2003, E453-67.
7）DiPietro, L. et al. Three 15-min bouts of moderate postmeal walking significantly improves 24-h glycemic control in older people at risk for impaired glucose tolerance. Diabetes Care. 36（10）, 2013, 3262-8.
8）American Diabetes Association. Standards of medical care in diabetes--2014. Diabetes Care. 37（Suppl 1）, 2014, S14-80.
9）日本糖尿病学会. 日本人の糖尿病の食事療法に関する日本糖尿病学会の提言.（http://www.jds.or.jp/modules/important/index.php?content_id=40, 2021 年 2 月閲覧）.

2 慢性腎臓病 （CKDステージG3b期）

きむら・ともよし
木村朋由 ● 独立行政法人地域医療機能推進機構仙台病院腎センター内科センター長

CKDの病態生理

　慢性腎臓病（chronic kidney disease：CKD）とは、慢性的に腎臓のはたらきが低下する状態をひき起こす病気の総称です。従来行われてきた慢性腎炎、糖尿病性腎症、腎硬化症など原因疾患ごとの分類とは別に、末期腎不全や心血管合併症のリスクとして包括的にとらえようとしたのがCKDという疾患概念です。わが国におけるCKD患者数は約1,330万人（成人約8人に1人）と推計され、新たな国民病ともいわれています。とくに高齢者では有病率が高いことが知られています。CKDは自覚症状に乏しく、本人が気づかない間に病気が進行し、気づいたときには腎臓のはたらきが低下していたといったことが起こるため、注意が必要です。CKDが進行すると末期腎不全に至り、透析療法など腎代替療法が必要となります。透析を必要とする末期腎不全患者は増加し続けており、わが国の医療経済的に大きな問題となっています。また、CKDは末期腎不全への進行リスクであるばかりでなく、心血管障害の発症リスクとしても注目されており、生命を脅かす重篤な疾患であるという認識が必要です。

CKDの診断と重症度分類

　CKDは、腎臓のはたらきが健康な人の60％以下に低下するか、蛋白尿が出るといった腎臓の異常が3ヵ月以上続いている状態で診断されます（表1）[1]。腎機能の評価

表1 ● CKD 診断基準（文献1より作成）

> 1）尿異常、画像診断、血液、病理で腎障害が明らか
>   とくに蛋白尿の存在が重要
> 2）GFR < 60mL/分/1.73m^2
>
> 1）、2）のいずれか、または両方が3ヵ月以上持続する

には、従来おもにクレアチニンクリアランス（Ccr）が用いられてきましたが、24時間蓄尿を必要として測定が不便でした。CKDの診断には簡便法の推算糸球体濾過量（estimated glomerular filtration rate：eGFR）が用いられるようになり、血清クレアチニン（Cr）値と年齢、性別のみから推算可能となっています[1]。

表2[2]はCKDの重症度分類を示したものです。原因（Cause：C）、腎機能（GFR：G）、蛋白尿（アルブミン尿：A）による「CGA分類」で評価し、蛋白尿は原疾患が糖尿病の場合には尿アルブミンで、原疾患が腎炎や高血圧などの場合は尿蛋白で評価します。死亡、末期腎不全、心血管死亡発症のリスクによって色分けして示されており、CKDステージが進行するほどリスクが緑■■→黄■■■→オレンジ■■■■→赤■■■の順に上昇しています。ステージG3b期では、腎機能はGFR 30～44mL/分/1.73m^{2}にあたり、微量アルブミン尿または軽度蛋白尿以上（A2以上）ではリスク赤■■■となるため、腎臓専門医、専門医療機関への受診が必要となります[2]。

CKDは血液検査や尿検査で容易に診断が可能です。ただしステージG3b期まで多くの場合が自覚症状に乏しいため、まず健康診断受診や医療機関での検査によってCKDを早期発見、診断することが重要です。ステージが進行すると貧血症状や体液過剰による症状（浮腫、疲労感、夜間の尿、息苦しさなど）が出現します。

CKD の治療

CKD治療の第一目標は、末期腎不全への進行を防ぐ、あるいは進行を遅らせることです。CKDの早期発見と早期治療はとても有効であり、現在増加している透析導入患者数を減少させることも可能です。第二の目標はCKD治療を行うことで心筋梗塞や脳卒中など心血管合併症を抑制すること、第三の目標はCKDによって生じる代謝異常などの合併症を防ぐことです。

表2 ● CKD の重症度分類 （文献2より）

原疾患	蛋白尿区分		A1	A2	A3
糖尿病	尿アルブミン定量（mg/日）尿アルブミン/Cr比（mg/gCr）		正常	微量アルブミン尿	顕性アルブミン尿
			30未満	30～299	300以上
高血圧 腎炎 多発性嚢胞腎 移植腎 不明 その他	尿蛋白定量（g/日）尿蛋白/Cr比（g/gCr）		正常	軽度蛋白尿	高度蛋白尿
			0.15未満	0.15～0.49	0.50以上
GFR区分（mL/分/1.73m²）	G1	正常または高値 ≧90			
	G2	正常または軽度低下 60～89			
	G3a	軽度～中等度低下 45～59			
	G3b	中等度～高度低下 30～44			
	G4	高度低下 15～29			
	G5	末期腎不全（ESKD） <15			

重症度は原疾患・GFR区分・蛋白尿区分を合わせたステージにより評価する。CKDの重症度は死亡、末期腎不全、心血管死亡発症のリスクを緑 ■ のステージを基準に、黄　、オレンジ■、赤■の順にステージが上昇するほどリスクは上昇する。 （KDIGO CKD guideline 2012 を日本人用に改変）

　　CKD の発症、進行に、加齢に伴う腎機能低下や生活習慣病が深くかかわっています。CKD 発症予防と重症化予防には、原因となる腎臓病の治療に加え、高血圧、脂質異常症、糖尿病、肥満、禁煙など生活習慣病の治療が必須となります。そのため、食事療法は CKD 治療の中心となります。

　　CKD の食事療法の基本は、食塩制限とたんぱく質制限です。腎臓は食事として摂取した「食塩」を尿として排泄するというはたらきをしており、食塩をとりすぎると過剰排泄となり、腎臓に大きな負担がかかるとともに高血圧や浮腫の原因となります。食塩の摂取目標は CKD のステージによらず1日3～6g が推奨されています。なお、

腎間質障害が強い患者など塩類喪失傾向を示す病態では、過度の減塩がかえって腎機能に悪影響をおよぼす場合もあり、その際は制限の緩和が必要です。

腎臓は食事として摂取したたんぱく質を代謝し、尿素などの老廃物を尿に排泄しています。弱った腎臓では、たんぱく質を多くとりすぎると尿毒素が体内で増加し、腎臓への大きな負担になります。ただし、たんぱく質制限では肉や魚などおいしいものを控えるため食欲が落ち、栄養不足になりがちです。日本腎臓学会『慢性腎臓病に対する食事療法基準2014年版』では、ステージ3b・4・5においては0.6～0.8g/kg体重/日の軽度から中等度制限を推奨しています[3]。たんぱく質は3大栄養素の1つであるため、良質のたんぱく質については適切に摂取する必要があります。

CKD患者の栄養指導時に伝えてほしいこと

CKDは高齢者において有病率が高い疾患群です。CKDステージG3bまでの高齢患者は、末期腎不全に至る確率とそのほかの原因で死亡する確率とを勘案して治療方針を決めることも必要です。

また、高齢者では食事摂取量が低下している場合があり、軽症のCKD患者に対しては過度の制限はせず、とくにたんぱく質制限による虚弱（フレイル）悪化に留意する必要があります。患者の病気だけに注視せず、患者おのおのの身体面・精神面・社会面などを全体的に把握して指導方針を考えることが、患者の生活の質（quality of life；QOL）向上につながります。

引用・参考文献

1）日本腎臓学会編．"CQ1-1：CKDはどのように診断されるか？"．エビデンスに基づくCKD診療ガイドライン2018．東京，東京医学社，2018，2．
2）日本腎臓学会編．"CKDの定義，診断，重症度分類"．CKD診療ガイド2012．東京，東京医学社，2012，3．
3）日本腎臓学会編．"慢性腎臓病に対する食事療法基準（成人）"．慢性腎臓病に対する食事療法基準2014年版．東京，東京医学社，2014，2．

3

血液透析

きむら・ともよし
木村朋由 ● 独立行政法人地域医療機能推進機構仙台病院腎センター内科センター長

慢性腎不全の病態生理

さまざまな原因により、腎臓のはたらきが不十分になった状態を腎不全といいます。腎不全には、急激に腎機能が低下する急性腎不全と、長年にわたって徐々に機能が低下する慢性腎不全の2種類があります。急性腎不全は早急に適切な治療を行うことで大部分の機能回復が見込めますが、慢性腎不全は腎機能がある程度まで低下しないと自覚症状が現れず、早期発見がたいへんむずかしい病気です。そのため、一度失った腎機能の回復は困難です。腎不全が進行し腎臓機能が正常の10％以下に低下した状態になると、尿から老廃物や水分が適切に排泄されなくなり、尿毒症や体液貯留による心不全などの症状が出てくる危険性があります。末期腎不全は、「CKDの重症度分類」ではステージG5に分類され、腎臓のはたらきがGFR＜15mL/分/1.73m^{2}まで低下した病態と定義されます[1]。末期腎不全になると、低下した腎機能の代わりの役割を果たす代替療法が必要になります。それが透析療法です。

透析患者の治療

透析療法とは

慢性腎臓病の治療や管理を行っても腎機能低下が進行して「末期腎不全」の状態に

至ると、自分の腎臓で生命を保てなくなります。その際に、腎臓のはたらきを補うために行うのが透析療法です。透析療法で重要な点は、腎臓病を治す治療ではなく、失われた腎臓のはたらきを代替する治療であるため、いったん透析をはじめると永続的に治療の継続が必要となることです。

透析療法は、機械に血液を通してきれいにする「血液透析」と、患者自身のお腹の膜（腹膜）を利用して血液をきれいにする「腹膜透析」の2つに大きく分けられます。現在、国内には約34万人の透析患者がおり、97％の患者は血液透析を行っています[2]。腹膜透析は透析時間の拘束がないため活動の自由がありますが、自身での手技獲得や7～8年で腹膜の機能低下により血液透析に移行しなければならないなどの制約があり、3％程度の普及にとどまっています。本稿では血液透析を中心に説明します。

血液透析とは

血液透析とは、血液を血管から体の外に取り出し、ダイアライザと呼ばれる透析器（人工膜）を介して余分な水分や老廃物を取り除き、必要な物質を補充して、きれいになった血液を再び体内に戻す治療法です。

1回の治療でおおむね4～5時間の治療時間を要します。それを週3回（月・水・金もしくは火・木・土）通院して行います。医療機関で治療を行うため、時間的拘束はあるものの、医療者にお任せで治療を受けることができます。

治療中は血液を血管から毎分200mL程度取り出してダイアライザに通す必要があるため、治療開始前に動脈と静脈を皮下でつなぎ合わせた太い血管（内シャント血管）の作製手術が必要です。

血液透析の最大の役割は、体内に蓄積した老廃物を除去し、体を健康な状態に近づけることです。ただし、正常な腎臓は1日24時間休むことなくはたらいていますが、血液透析は週3回で1回あたり4時間程度の治療です。透析の仕事量は健康な腎臓と比べると10～20％程度にすぎません。透析療法は腎臓のはたらきの一部を補うもので、完全に代行できるものではないことに留意が必要です。透析療法では補えない部分は、患者自身で日々の食事管理による調整や服薬を守ることが必要となります。

表 ● 血液透析患者の1日の食事摂取基準（文献3を参考に作成）

● **エネルギー**：30 ～ 35kcal/kg 標準体重
● **たんぱく質**：0.9 ～ 1.2g/kg 標準体重
● **食塩**：6g 未満
● **水分**：できるだけ少なく
● **カリウム**：2,000mg 以下
● **リン**：たんぱく質（g）× 15mg 以下

透析患者の栄養療法・管理

慢性腎不全や透析患者にとって食事療法は大事な治療であり、自己管理の重要な課題です。十分な透析を受けたうえでも補えない部分に関して、食事療法による手助けが必要になります。日本透析医学会の基準を提示しますが、水分、食塩、カリウム、たんぱく質、リンの制限が必要となります（表）[3]。血液透析は数十年続けられる治療法ですが、合併症を起こさず患者が健康的に生きるためのポイントをいくつか紹介します。

バランスのよい食事

炭水化物、脂質、たんぱく質の3大栄養素をバランスよくとることが大切です。慢性腎不全患者は、透析に入る前から腎機能の保持や尿毒症症状抑制のためにたんぱく質制限が指導されます。これが透析に入ってからも、血清リンの上昇を抑えるためにたんぱく質制限が必要になります。ただし、たんぱく質を制限したぶんは脂質と炭水化物（糖質）でエネルギーを補う必要があります。たんぱく質を減らして同時にエネルギーも減ってしまうと、体は自分自身のたんぱく質（筋肉など）を分解して不足したエネルギーを補います。強すぎるたんぱく質制限は筋肉などの体の支持組織の減少をまねき、体の虚弱（フレイル）がすすむ危険もあります。日本腎臓学会の基準では0.9 ～ 1.2g/kg 標準体重 / 日のたんぱく質摂取がすすめられています。たんぱく質にはリンが多く含まれるため、摂取上限が 1.2g/kg/ 日とされています[4]。

十分なエネルギーを摂取する

エネルギーは、摂取過多では肥満に、摂取不足ではるい痩をまねきます。必要十分な食事をきちんととり、栄養状態を良好に保つことが重要です。エネルギー摂取量と

消費量が釣り合っていれば、適正体重（ドライウエイト）は一定に保つことができます。透析患者のエネルギー必要量は 30 ～ 35kcal/kg 標準体重 / 日を基準とし、各患者の状況に応じて栄養処方を行います[3]。ただし、尿毒素による食欲低下やたんぱく質の異化亢進状態などで栄養障害を起こしやすい病態にあることから、とくに摂取不足に注意が必要です。本来の体重としては痩せてきているはずなのに、ドライウエイトを変えないままでいると、減ったぶんの体重だけ余分な水分がたまることになり、心不全やむくみの原因となります。しっかり食べて、痩せてこないし検査値もよいというのが理想です。

体液量を適正な範囲に管理する

食塩のとりすぎは高血圧やのどの渇きの原因となり、心臓の負担を増やします。体に多くたまった余分な水分を 1 回の透析（4 時間程度）で除水しようとすると、血圧の低下や足のつりといった症状が出ることもあります。体に水分がたまり続けると、心不全をひき起こす原因にもなりかねません。体重増加は、透析の間が中 2 日の場合はドライウエイトの 6％以内に、中 1 日の場合は 3％以内を目標にします。

透析患者の栄養指導時に伝えてほしいこと

食事療法は、医療者と患者の両方にとって重要であり、むずかしい課題です。患者は慢性腎臓病のころから食塩やたんぱく質の制限を指導され、透析導入後も多少は制限の緩和はありますが、水分、カリウム、リンなど、たびたび注意されているのを目にします。前向きに取り組んでもらうためにも、なぜこのような食事制限、調整が必要かを十分に理解してもらい、また食事を楽しむことも忘れないように指導することが大切です。

引用・参考文献

1）日本腎臓学会編. "CKD の定義, 診断, 重症度分類". CKD 診療ガイド 2012. 東京, 東京医学社, 2012, 3.
2）日本透析医学会統計調査委員会. わが国の慢性透析療法の現況（2019 年 12 月 31 日現在）. 日本透析医学会雑誌. 53（12）, 2020, 579-632.
3）日本透析医学会. 慢性透析患者の食事療法基準. 日本透析医学会雑誌. 47（5）, 2014, 287-91.
4）日本腎臓学会編. "慢性腎臓病に対する食事療法基準（成人）". 慢性腎臓病に対する食事療法基準 2014 年版. 東京, 東京医学社, 2014, 2.

MEMO

4

脂質異常症

薄井正寛（うすい・まさひろ） ● 大崎市民病院糖尿病・代謝内科科長

脂質のはたらきと脂質異常症の病態生理

脂質異常症とは、血液中の脂質が多すぎる、あるいは少なすぎる状態を指します。

脂質のはたらき

血液の脂質はおもにコレステロール（cholesterol）と中性脂肪（トリグリセライド、triglyceride：TG）です。腸から吸収されたり、肝臓で合成されたコレステロールや中性脂肪は、細胞表面を包む細胞膜を強くしたり、男性ホルモン、女性ホルモン、副腎皮質ホルモンなどの原料となったり、食事の消化・吸収に必要な胆汁酸の原料となったりします。

胆汁酸は、ほとんどが肝臓で再吸収されますが、便中に排泄されます。日本人が食事で摂取するコレステロールは、男性の中央値が362mg/日、女性が322mg/日と報告されており[1]、その40〜60％が吸収されています。

脂質の由来

血液中にある総コレステロールのうち、食事摂取由来のコレステロールは25〜30％なのに対し、肝臓で合成されるコレステロールは70〜75％を占めており、食事からのコレステロール摂取が増えると肝臓でのコレステロール合成は減少し、逆に、食事からのコレステロール摂取が減るとコレステロール合成が増加してバランスをとっています。食事でのコレステロール摂取量が、そのまま血中の総コレステロール値に反

映されるわけではないことを覚えておく必要があります。

脂質の代謝

　脂質は水に溶けないため、コレステロールや中性脂肪は、血液中でたんぱく質と結合して水になじみやすいリポたんぱくのかたちになり、血液を介して全身に運ばれます。このリポたんぱくは、密度や大きさに応じて、カイロミクロン、超低比重リポたんぱく（very low density lipoprotein；VLDL）、低比重リポたんぱく（low density lipoprotein；LDL）、高比重リポたんぱく（high density lipoprotein；HDL）に分類されます。

　全身の組織や細胞は、おもに LDL からコレステロールを取り込みますが、余分なコレステロールは血液中を循環し、血管壁に入り込み、酸化変性することで動脈硬化の原因になります。一方、HDL は体の細胞から使われなくなったコレステロールを肝臓に運ぶ粒子で、脂質が蓄積して動脈硬化を起こした血管からもコレステロールを引き抜くことができます。このしくみから、LDL を悪玉、HDL を善玉と考えて、LDL コレステロール（LDL-C）は「悪玉コレステロール」、HDL コレステロール（HDL-C）は「善玉コレステロール」と呼ばれることがあります。ただし、高 HDL-C 血症のほとんどは家族性で、HDL-C が高ければ高いほどコレステロール引き抜き能が高いわけではありません。LDL-C の上昇は、男性は 30 ～ 40 歳代からみられますが、女性は閉経後から上昇しやすくなります。

　HDL や LDL と異なり、TG は食事の内容や摂取してからの時間によって値が変化します。健常者では食後 3 ～ 4 時間でピークとなり、8 時間程度で食前の値に戻ります。食後高脂血症では、この中性脂肪の分解がスムーズにすすまず、レムナントと呼ばれる分解途中の塊が血液中に長くとどまります。レムナントにはコレステロールも含まれており、レムナントが血液中に長くとどまると血管壁に入り込みやすく、動脈硬化の原因となります[2]。

脂質異常症の診断

　脂質異常症の診断基準は**表 1** のとおりです[2]。この基準は動脈硬化発症リスクをスクリーニングするための値となります。その管理目標値（**表 2**）[3] は個々の動脈硬化

表 1 ● 脂質異常症診断基準（空腹時採血）[*]（文献2より）

LDL コレステロール	140mg/dL 以上	高 LDL コレステロール血症
	120 〜 139mg/dL	境界域高コレステロール血症[**]
HDL コレステロール	40mg/dL 未満	低 HDL コレステロール血症
トリグリセライド	150mg/dL 以上	高トリグリセライド血症
Non-HDL コレステロール	170mg/dL 以上	高 non-HDL コレステロール血症
	150 〜 169mg/dL	境界域高 non-HDL コレステロール血症[**]

[*] 10 時間以上の絶食を「空腹時」とする。ただし水やお茶などカロリーのない水分の摂取は可とする。
[**] スクリーニングで境界域高 LDL-C 血症、境界域高 non-HDL-C 血症を示した場合は、高リスク病態がないか検討し治療の必要性を考慮する。
・LDL-C は Friedewald 式（TC − HDL-C − TG/5）または直接法で求める。
・TG が 400mg/dL 以上や食後採血の場合は non-HDL-C（TC − HDL-C）か LDL-C 直接法を使用する。ただし、スクリーニング時に高 TG 血症を伴わない場合は LDL-C と non-HDL-C の差が＋30mg/dL より小さくなる可能性を念頭においてリスクを評価する。

表 2 ● リスク区分別の脂質管理目標値（文献3より）

治療方針の原則	管理区分	脂質管理目標値			
		LDL-C	Non-HDL-C	TG	HDL-C
一次予防 まず生活習慣の改善を行った後、薬物療法の適応を考慮する	低リスク	< 160	< 190	< 150	≧ 40
	中リスク	< 140	< 170		
	高リスク	< 120	< 150		
二次予防 生活習慣の是正とともに薬物治療を考慮する	冠動脈疾患の既往	< 100 (< 70)[*]	< 130 (< 100)[*]		

[*] 家族性高コレステロール血症、急性冠症候群の時に考慮する。糖尿病でも他の高リスク病態（非心原性脳梗塞、末梢動脈疾患 [PAD]、慢性腎臓病 [CKD]、メタボリックシンドローム、主要危険因子の重複、喫煙）を合併する時はこれに準ずる。
・一次予防における管理目標達成の手段は非薬物療法が基本であるが、低リスクにおいても LDL-C 値が 180mg/dL 以上の場合は薬物治療を考慮するとともに、家族性高コレステロール血症の可能性を念頭においておくこと（『動脈硬化性疾患予防のための脂質異常症診療ガイド 2018 年版』の 12「家族性高コレステロール血症（FH）」参照）。
・まず LDL-C の管理目標値の達成を目指し、その後 Non-HDL-C の管理目標値の達成を目指す。
・これらの値はあくまで到達努力目標値であり、一次予防においては LDL-C 低下率 20 〜 30%、二次予防においては LDL-C 低下率 50%以上も目標値となりうる。
・高齢者（75 歳以上）については『動脈硬化性疾患予防のための脂質異常症診療ガイド 2018 年版』の 14「高齢者」を参照。

性疾患発症リスクにより決定されます。脂質異常症が存在していることと、治療開始が必要なことは、異なる概念です。また、家族歴や既往歴を参考にして、家族性高コ

レステロール血症や家族性複合型高脂血症、家族性 LPL 欠損症の可能性や、他疾患が発症したことが原因で、二次性に脂質異常が起こっている状況を見逃さない注意も必要です。

　動脈硬化性疾患の絶対リスク算定として、『動脈硬化性疾患予防ガイドライン 2017 年版』[2] からは、吹田スコアが基礎データとして用いられており、合計得点に応じ絶対リスクを 3 段階の管理区分に分類しています。簡易版リスク評価は日本動脈硬化学会公式サイトでアプリや Web 版も公開されているため、有効活用してみてください。それぞれの区分ごとに脂質管理の目標を定め、コントロールを図ります。動脈硬化性疾患のリスク軽減のため、脂質異常症とともに他疾患についても加療が必要な場合は、脂質異常症に加えてそれらの疾患についても十分な管理、療養が必要となります。

脂質異常症の治療

　続発性に脂質異常症を来している場合には、原疾患の治療が優先となりますが、それ以外の脂質異常症の場合には、動脈硬化性疾患のリスクを評価し、それを軽減するための治療方針を決定します。図[4] にその管理チャートを示します。

　禁煙・生活習慣の改善とともに食事療法は治療の大きな柱です。食事療法を行うことで、適正体重に向けての是正も図られ、よりよいリスク管理となります。

　食事療法、生活習慣の改善、禁煙の指導を行っても、脂質プロファイルの改善が不十分な場合には、薬物療法が追加されます。高 LDL 血症に対する第一選択薬は、HMG-CoA 還元酵素阻害薬（スタチン）となり、スタチンを使用できない症例やスタチンのみで管理目標値を達成できない場合は、小腸コレステロールトランスポーター阻害薬や PCSK9 阻害薬を用います。高 TG 血症に対しては、フィブラートや選択的 PPAR α モジュレーターが第一選択薬として使われます。

脂質異常症の栄養療法・管理

　栄養療法は、食事に対する理解を深めることがその第一歩となります。患者各自の食行動や食習慣を把握したうえで、改善、是正する問題点を明らかにし、脂質異常症

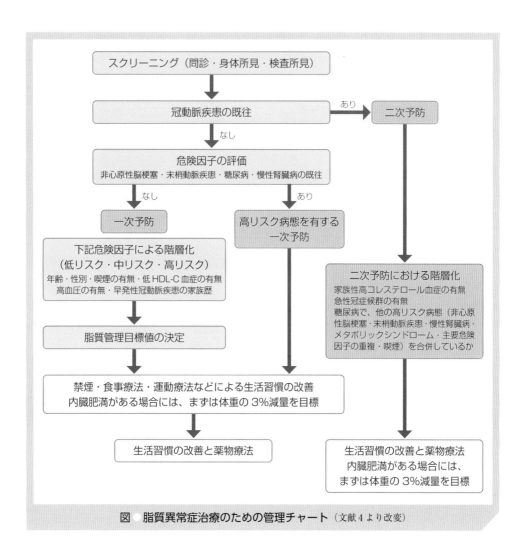

図 ● 脂質異常症治療のための管理チャート（文献4より改変）

を来しているパターン（TGが高いか、LDL-Cが高いか、HDL-Cが低いか）に合わせて、そして、各生活スタイルに合わせて指導を行うことが重要です。まずは、体重を是正することを目的に、総摂取エネルギーを適正化するためのポイントをあげ、個別化した対応を提案していきます。また、『日本人の食事摂取基準（2020年版）』[5]では、炭水化物の食事摂取基準は総エネルギーの50～65％、脂質の食事摂取基準は総エネルギーの20～30％とされていますが、脂質異常症では炭水化物と脂質摂取の制限が望ましく、炭水化物は総エネルギーの50～60％、脂質は総エネルギーの20～25％が推奨されています。

　そのうえで、高LDL-C血症では飽和脂肪酸、トランス脂肪酸、コレステロールの過

多摂取をチェックします。低 HDL-C 血症ではトランス脂肪酸や n-6 系多価不飽和脂肪酸の過多摂取や高 TG 血症の有無をチェックします。高 TG 血症では、炭水化物エネルギー比率やアルコール摂取量を減らしてもらうことを主眼にします。問題がある項目について、総摂取エネルギーの適正化に追加して是正に向けての提案を行い、次回の栄養指導でその達成度、満足度、データ改善効果を評価し、計画を見直すというサイクルをくり返します。HDL-C と LDL-C の比率にも注意を払い、LDL-C 改善時に低 HDL-C 血症、高 TG 血症を来さないよう、多角的な提案をしていく必要があります。その際に生活の質（quality of life；QOL）をできるだけ損なわないような配慮をすること、また他疾患の有無や他疾患に対する薬剤内服をしている場合には、その疾患や薬剤の影響、栄養療法の注意点も加味し、疾患のみに限局するのではなく、患者の全身や将来を見据えて管理を行うことが大切です。

脂質異常症の合併症

脂質異常症自体では症状を呈することはありませんが、脂質異常症の状態が長期間続くことで動脈硬化を来し、結果として虚血性疾患や脳血管疾患、末梢動脈疾患のリスクが高まります。高 TG 血症では、膵炎を誘発することもあります。動脈硬化の進行は、男性では年齢に比例しますが、女性では閉経までは女性ホルモンにより進行しづらく、閉経後は男性と同ペースで動脈硬化が進行していくことを伝える必要があります。

脂質異常症患者の栄養指導時に伝えてほしいこと

脂質異常に対する治療においては、食事に対する理解を深め、適正量の摂取に近づけること、生活習慣を改善し減量を図ることが基本であり最重要項目です。一方で、腸管からのコレステロール吸収効率や肝臓でのコレステロール合成の調整程度には個人差が大きく、また女性ホルモンの 1 つであるエストロゲンが脂質の代謝に深くかかわっているため、食事療法、生活習慣のみで脂質管理目標値を達成することがむずかしい患者も少なくありません。食事療法、生活習慣の改善がうまくいかないから脂質

データが改善してこないとは言い切れないこと、適切な時期に薬物療法を併用することで、食事療法の効果がさらに可視化できることも伝えてほしいと思います。

　栄養指導の際には、枠にはめた均一的な指導とならないように注意し、各患者のニーズに合わせて対応を個別化してできそうなことを提案すること、2回目以降はできていることやできたことをきちんと評価してあげてください。患者自身の動機づけと自立を促していくことが、栄養指導の効果を最大化し、受療者にとっても栄養指導を受けることの満足度が上昇して、有益で継続した指導が可能になるのだと思います。

引用・参考文献

1）厚生労働省. "栄養素・食品群別摂取量に関する状況". 令和元年国民健康・栄養調査結果の概要. 2020, 37-9.
2）日本動脈硬化学会. 動脈硬化性疾患予防ガイドライン2017年版. 東京, 日本動脈硬化学会, 2017, 148p.
3）日本動脈硬化学会. "管理目標値". 動脈硬化性疾患予防のための脂質異常症診療ガイド2018年版. 東京, 日本動脈硬化学会, 2018, 37.
4）日本動脈硬化学会. "脂質異常症の治療". 前掲書3）, 41.
5）厚生労働省.「日本人の食事摂取基準（2020年版）」策定検討会報告書,（https://www.mhlw.go.jp/content/10904750/000586553.pdf, 2021年2月閲覧）.

5

胃がん術後

^{わたなべ・ごう}
渡辺剛 ● 秋田大学医学部消化器外科助教／秋田大学医学部附属病院栄養管理部副部長

胃のはたらきと胃がん術後の病態生理

　2018年の統計によると、胃がんは、がん死亡者数の男性第2位、女性第4位を占めています[1]。すべての胃がん患者が外科手術を受けるわけではありませんが、胃がん術後の患者は多数いますので、その病態を十分に理解する必要があります。

　摂取した食物は、胃に一時的に貯まり（貯留）、分泌される胃液と混合し消化され（消化）、胃の幽門の機能により徐々に十二指腸へと送り出されます（排泄）。胃液は強酸であり、胃の壁細胞から分泌される塩酸が酸の源です。胃液には、主細胞より分泌されるたんぱく質分解酵素のペプシノーゲンや、脂質を分解するリパーゼが含まれており[2]、胃内に食物が貯留している間にも食物が消化されます。したがって、胃がん術後は、胃の貯留、消化、排泄といった機能が低下または消失しており、栄養障害をひき起こしやすい状態です。

胃がんの診断

　胃の内視鏡検査や消化管造影検査で病変を指摘できますが、最終的な診断は、内視鏡検査で病変の一部を採取し（生検）、病理検査でがんを証明することで行います。図1に胃角部にがんのある症例を示しますが、内視鏡検査では周囲の隆起と中心部の陥凹を伴う腫瘍があり（図1-A）、消化管造影検査では腫瘍の輪郭と中心の陥凹が写し

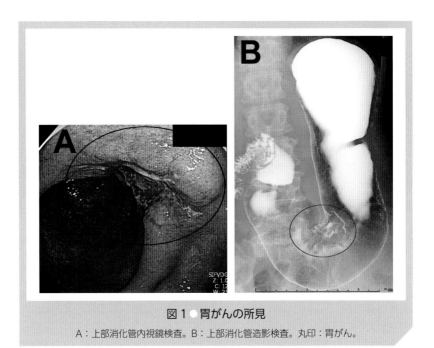

図1 ● 胃がんの所見
A：上部消化管内視鏡検査。B：上部消化管造影検査。丸印：胃がん。

出されています（**図1-B**）。そのほか、コンピュータ断層撮影（computed tomography：CT）検査を行い、遠隔転移やリンパ節転移の有無を評価し、胃がんの進行度（ステージ）を診断します。

胃がんの治療

　胃がんの進行度により、適切な治療法[3]を選択する必要があります。

　がんが粘膜内にとどまる症例では、内視鏡的粘膜切除術（endoscopic mucosal resection；EMR）や内視鏡的粘膜下層剥離術（endoscopic submucosal dissection；ESD）といった、内視鏡による切除で根治可能であることがあります。内視鏡的切除では、胃粘膜の一部が欠損するのみで、患者への影響はごくわずかです。がんが粘膜より深くまで達していたり、内視鏡的切除では対処不可・不能である場合は、外科手術が行われます。標準的術式として、幽門側胃切除術と胃全摘術があり、胃がんの部位により選択されます。幽門側胃切除術では胃の幽門側の約2/3を切除し、胃と十二指腸とを吻合する（ビルロートⅠ法）再建方法が一般的です（**図2-A**）。胃全摘術で

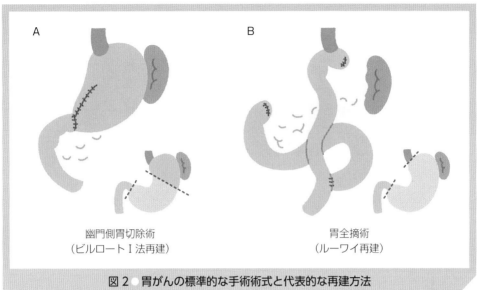

A 幽門側胃切除術
（ビルロートⅠ法再建）

B 胃全摘術
（ルーワイ再建）

図2 ● 胃がんの標準的な手術術式と代表的な再建方法

は、いったん離断した空腸を挙上し、食道と吻合する Roux-en-Y（ルーワイ）再建が多く行われます（図2-B）。最近では、腹腔鏡による胃がんの手術が多くなりましたが、開腹術か腹腔鏡手術であるのかの手術手法の違いのみで、基本的な術式は同じです。

　切除された胃などは病理診断に提出され、最終的な進行度が判定されます。すすんだ進行度の患者は、抗がん薬による術後補助化学療法を行うことが推奨されます。

胃がん術後の栄養療法・管理

　われわれの施設では、管理栄養士が中心となり、胃がん術後の患者に対して、栄養指導とともに体組成分析器による体組成測定を術後1年にわたって行ってきました（図3、未発表データ）。幽門側胃切除術24症例と胃全摘術21症例の平均値を示しますが、幽門側胃切除術、胃全摘術の両術式とも術後は体重が減少し、幽門側胃切除術では術後1ヵ月以降は体重減少がやや鈍化していました。一方、胃全摘術では術後6ヵ月まで体重が減少し続け、以後は増加する傾向にありました。術後1年の体重は、術前値と比較すると、幽門側胃切除術では92％、胃全摘術では83％へと減少し、体重

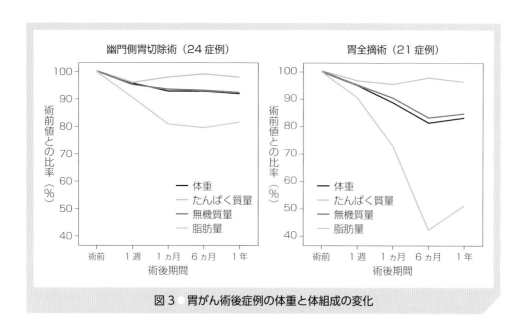

図3 ● 胃がん術後症例の体重と体組成の変化

の減少率は術式により有意な差がありました。このように、胃がん術後のほぼすべての患者で体重減少が起こります。

　体組成の構成要素の変化をみると、たんぱく質量は両術式において減少はあるものの減少率はわずかでした。無機質量は体重と同様の変化を示し、減少していました。減少率、また術式間でもっとも違いが大きかったのが脂肪量で、体重よりも減少率が大きく、とくに胃全摘術では術後1年で半減しており、術式間で有意差がありました。

　胃がん術後の体重減少をはじめとする栄養障害の原因は多岐にわたりますが、その1つとして術後のエネルギー摂取不足があります。食事摂取頻度調査を用いた胃がん術後患者の検討では[4]、推定必要エネルギー量に対する推定摂取エネルギー量は、術後30日では幽門側胃切除術で9.2％減、胃全摘術では15.4％減であったと報告されています。また、術後90日では術後30日より推定摂取エネルギー量は増加していたものの、両術式とも術前の量までは回復しておらず、長期のエネルギー摂取不足が体重減少の一因と考えられます。

　体重減少のもう1つの原因として、消化・吸収の障害があります。これは、本来であれば、胃内で消化された食物は十二指腸内で胆汁や膵液と十分に混和・消化され小腸に達するところ、胃全摘術では胃の消化能が失われたうえに、小腸内ではじめて胆汁や膵液と混和されるため、十分に消化されていない食物がすぐに小腸に達すること

で、栄養素が十分に吸収されないことによります。幽門側胃切除術においても、胃内での消化が十分でない食物が小腸に達するため、消化・吸収障害が生じます。とくに脂肪量の減少は、脂質摂取量の低下[4] と、脂質は消化・吸収過程が複雑で消化・吸収障害を来しやすい栄養素であることに理由があると思われます。

したがって、栄養療法・管理を行う際、胃がん術後ではエネルギー摂取不足、消化・吸収障害が関与していることを理解し、対応する必要があります。胃がん術後の患者は、一度にたくさん食べることはむずかしいので、必要な栄養量を補うため、1回の食事を少なめにし、食事の回数を多くして補うようにします。また、時間をかけて食事をし、よく咀嚼することで消化・吸収の助けとなります。

胃がん術後の合併症

胃がん術後には、体重減少といった栄養障害以外にも、さまざまな合併症が起こります[5]。

ダンピング症候群

胃の貯留能が低下・消失し、食物が急速に小腸へ排泄されることで生じます。病態から、食後早期（20 〜 30 分後）に起こる早期ダンピング症候群と、食後後期（2 〜 3 時間後）に生じる後期ダンピング症候群に区分されます。

早期ダンピング症候群

浸透圧の高い食物が小腸に急速に入ることで、浸透圧の平衡を保とうと細胞外液が小腸内へ分泌されるため生じる下痢、それに伴う腸管拡張による嘔気・嘔吐、膨満感などの症状と、細胞外液量の急な減少に起因する動悸、頻脈、めまいなどの症状が生じます。対処法として、大量の糖質を含む食品を避け、たんぱく質や脂質を多く含む食品を少量・頻回に摂取します。また、食事中に水分のとりすぎを控えることも重要です。

後期ダンピング症候群

早期ダンピング症候群より頻度は低いものの、食物が急激に小腸に入ることで起こります。小腸に入った糖質が急速に吸収され、一時的な高血糖となります。これに反応し、インスリンが大量に分泌され、血糖値が過剰に低下し、低血糖の症状が生じま

す。このような患者は、糖質吸収を穏やかにするよう、少量・頻回の食事が推奨されます。

巨赤芽球性貧血

胃の壁細胞からの分泌物として内因子があり、ビタミン B_{12} の回腸末端での吸収に関与します[2]。そのため、とくに胃全摘術後では内因子の分泌がなくなり、ビタミン B_{12} の吸収障害が起こります。ビタミン B_{12} は赤血球産生に必要で、ビタミン B_{12} の体内での蓄積がなくなる術後数年を経過してから巨赤芽球性貧血を来します。治療として、ビタミン B_{12} の補充（注射）を要します。

そのほか

胃酸分泌の低下・消失により、鉄やカルシウムの吸収不良をひき起こします。鉄欠乏性貧血や骨粗鬆症を起こすことがあります。

胃がん術後患者の栄養指導時に伝えてほしいこと

術後の体重減少は、かならずしも身体活動量と相関がない[6]ことがわかっており、体重減少があるからといって日常生活の妨げとなることはないようです。ふだんの生活にさほど支障がなければ、体重の減少について過度に心配する必要はありません。個人差はありますが、術後3～6ヵ月くらいが体重減少のピークで、その後は徐々に体重が増えます。しかし、手術前の体重には戻らないことが多いようです。無理に体重を増やすより、減らさないことを目標に指導をお願いします。

また、「生活に支障を来す症状がある」「術前の半量以下の食事量が続く」「普通の仕事でも続けることができない」「疲れやすく日中でも横になっていることが多い」「体の不調が続く」[7]などの訴えがある場合には、医師への受診、相談をすすめてください。

引用・参考文献

1) 衛生の主要指標：人口動態. 厚生の指標増刊. 国民衛生の動向. 67 (9), 2020, 55-78.
2) Barrett, ME. "Overview of gastrointestinal function and regulation". Ganong's Review of Medical Physiology. 26th ed. Barrett, EM. ed. New York, Mc Graw-Hill, 2019, 445-65.

3）日本胃癌学会編．"治療法"．胃癌治療ガイドライン：医師用2018年1月改訂第5版．東京，金原出版，2018，6-40．

4）村松美穂ほか．自己記入式食物摂取頻度調査票（FFQW82）を用いた胃癌術後摂取エネルギー量の評価．日本静脈経腸栄養学会雑誌．30（2），2015，689-95．

5）Teitelbaum, EN. "Stomach". Sabiston Textbook of Surgery. 20th ed. Townsend, CM. ed. Philadelphia, Elsevier, 2017, 1188-236.

6）高島尚美ほか．胃癌胃切除周術期2ヵ月までの患者の身体活動量と関連因子．東京慈恵会医科大学雑誌．129（1），2014，1-9．

7）「胃癌術後評価を考える」ワーキンググループPGS対応システム構築プロジェクト胃外科・術後障害研究会編．胃を切った方の快適な食事と生活のために．2013，28p，（https://www.jsgp.jp/pdf/citizen/booklet20131120v1.pdf，2021年2月閲覧）．

6

食道がん術後

なかの・とおる
中野徹 ● 東北医科薬科大学病院消化器外科准教授

食道のはたらきと食道がん術後の病態生理

　食道は細長い管腔臓器のため、がんが発生し増大すると容易に狭窄を生じ、経口摂取が障害され低栄養や体重減少を来します。また、食道がん患者は発生危険因子（喫煙習慣、アルコール多飲歴など）の面からも患者背景に栄養障害を伴うことが多いです。食道がん手術は、消化器外科領域手術のなかではもっとも手術侵襲の大きな術式であり、ほかの消化器手術に比べて長時間を要します。術後の合併症の頻度も比較的高いといわれています。術後の合併症軽減や早期の回復を図るうえで、経腸栄養を中心とした栄養管理は重要です。

食道がんの治療（手術）

胸部食道がん手術

　胸部食道がんでは、頸部、胸部、腹部の広い範囲にリンパ節転移がみられることが多いので、代表的な術式として食道亜全摘術および三領域郭清が行われています。通常は右胸腔からのアプローチが行われ、頸部、胸部、腹部食道および胃の上部3分の1を切除することに加えて、頸部、縦隔、腹部のリンパ節郭清が行われます（図1）。消化器外科領域の手術ではもっとも大きな手術侵襲が加わりますが、最近では、胸腔

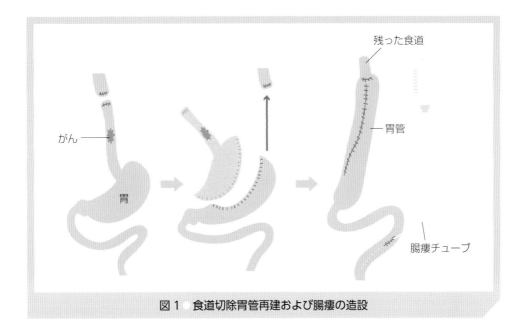

残った食道

がん

胃管

胃

腸瘻チューブ

図1　食道切除胃管再建および腸瘻の造設

鏡や腹腔鏡などを使って創を小さくする方法も行われています。食道の再建には胃が用いられることが多く、胸壁前経路、胸骨後経路、後縦隔経路のいずれかが選択されています（図2）。胃管を作製し、これを挙上して残っている頸部食道と吻合します。胃が使えない場合は、大腸や小腸を用いることもあります。

手術操作

胸部操作

①開胸の場合は左側臥位で、第5肋間後側方で弧状に切開を加えます。最近は腹臥位胸腔鏡下食道切除術が普及してきていますが、その際は右胸壁に4〜6個のポートを介して細長い鉗子を挿入し、ビデオモニターをみながら手術を行います。

②胸部食道の全長にわたって剝離を行い、縦隔のリンパ節を郭清します。食道がんは左右の反回神経周囲のリンパ節に転移を生じることが多く、このリンパ節の郭清が手術の根治性に重要といわれています。この操作において反回神経を損傷しないように注意が必要です。

③胸部上部食道の離断を行っておくことで、腹部から切除した食道を摘出できるようにしておきます。

④胸腔ドレーンを留置します。

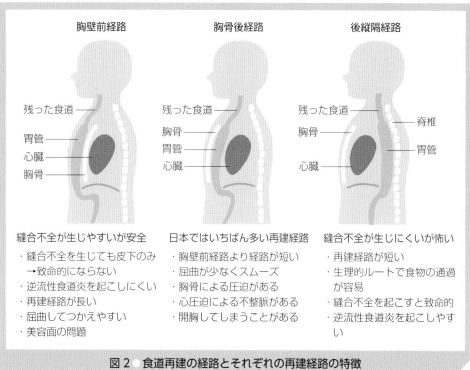

胸壁前経路

残った食道
胃管
心臓
胸骨

縫合不全が生じやすいが安全
・縫合不全を生じても皮下のみ
　→致命的にならない
・逆流性食道炎を起こしにくい
・再建経路が長い
・屈曲してつかえやすい
・美容面の問題

胸骨後経路

残った食道
胸骨
胃管
心臓

日本ではいちばん多い再建経路
・胸壁前経路より経路が短い
・屈曲が少なくスムーズ
・胸骨による圧迫がある
・心圧迫による不整脈がある
・開胸してしまうことがある

後縦隔経路

残った食道
胸骨
心臓
脊椎
胃管

縫合不全が生じにくいが怖い
・再建経路が短い
・生理的ルートで食物の通過
　が容易
・縫合不全を起こすと致命的
・逆流性食道炎を起こしやす
　い

図2 ● 食道再建の経路とそれぞれの再建経路の特徴

腹部操作

①上腹部正中切開による開腹あるいは腹腔鏡下に操作を行います。

②右胃大網動脈（大事な胃管の栄養血管）を損傷しないように温存し、大網を切離します。

③脾臓と胃の間の間膜を切離します。

④胃小弯側のリンパ節を郭清し、左胃動脈を切離します。

⑤食道裂孔を剝離し、先に離断した食道を腹腔内に引き出します。

⑥自動縫合器を用いて胃上部を離断し、食道を摘出するとともに胃管を形成します（図1）。

⑦術後すみやかに経腸栄養を開始できるように空腸瘻を作製します（図1）。

頸部操作

①頸部の皮膚の皺に沿って襟状の切開をします。

②頸部のリンパ節郭清を行います。

③胸部操作で離断した食道を頸部創から引き出します。

④腹部操作で作製した胃管と残った頸部食道を吻合します。

食道がん術後の管理

呼吸管理

　術直後に人工呼吸器から離脱できることがほとんどですが、場合によっては翌日から数日かかる場合もあります。気管チューブを抜管した直後は喉頭浮腫、反回神経麻痺、呼吸不全などにより再挿管が必要になることもあるので、集中治療室で管理を行うことが望ましいです。

循環管理

　大きな手術侵襲によって全身性炎症反応症候群（systemic inflammatory response syndrome；SIRS）の状態なので十分な補液を行い、利尿を確保しなければなりません。通常2〜3日で血管透過性の正常化に伴い血管外水分が血管内に戻ってくるので、うっ血性心不全や肺水腫に注意が必要です。

ドレーン管理

　経鼻胃管チューブはできるだけ早期に抜去するのが望ましいですが、術後腸閉塞などで排液が多いときは留置しておきます。胸腔ドレーンはエアーリークや排液の性状に注意します。1日200mL程度の排液量で、肺の虚脱の所見やエアーリークがなければ抜去します。

疼痛管理

　鎮痛は硬膜外カテーテルをおもに利用し、持続注入および疼痛時フラッシュあるいは自己調節硬膜外鎮痛法を用います。鎮痛薬の経静脈的投与あるいは腸瘻チューブからの内服薬投与を併用してもよいです。

リハビリテーション

　早期の離床、リハビリテーションは術後早期の回復に重要ですので、人工呼吸器か

ら離脱したら開始します。誤嚥の傾向がある際は、嚥下機能評価と嚥下訓練を行います。

食道がん術後の合併症

肺炎

15.4 〜 30％程度の発生率といわれています[1, 2]。予防策としては呼吸訓練、口腔ケアがあります。術後は疼痛管理を十分に行い喀痰排出を促します。喀痰吸引、タッピング、体位変換などの理学療法を行います。

肺水腫、うっ血性心不全

第3〜4病日に、血管外に移動していた水分が血管内に戻ってくる時期に一致して生じることが多いです。心機能に注意しながら利尿薬を用います。

縫合不全

頸部食道と胃管との吻合部の縫合不全は、全国的には14％ぐらいと報告されています[2]。食道透視検査を行い、造影剤の漏出がないことを確認してから食事を開始します。軽微なときは保存的に治癒するときもありますが、膿瘍を形成したり、敗血症に陥るときはドレナージ手術が必要となります。縫合不全が生じた際は経口摂取の開始が遅延するので栄養管理に注意が必要となります。

反回神経麻痺

前述した反回神経周囲のリンパ節郭清に伴い、反回神経麻痺を生じる可能性があります。発生率は13.1 〜 70％と報告にはばらつきがあります[2, 3]。片方の反回神経麻痺が生じると嗄声を来し、両側の場合は呼吸困難になります。誤嚥や肺炎にもつながるので入院期間の延長や長期的にも生活の質（quality of life；QOL）の低下を生じます。

乳び胸

腸管で吸収された脂肪は胸管を通って静脈に入りますが、胸部操作の際に胸管が損

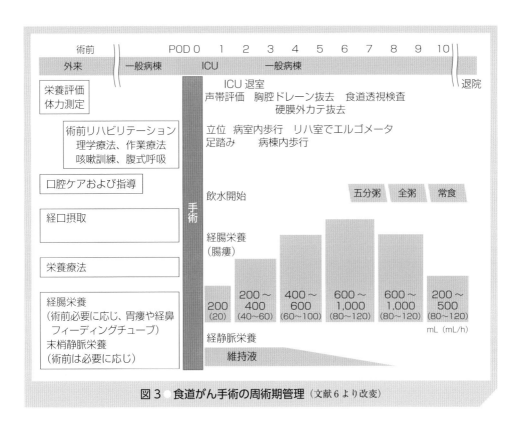

図3 ● 食道がん手術の周術期管理（文献6より改変）

傷されると白濁した胸水が大量に胸腔内に漏れ、乳び胸となります。発生率は1.1～3.7％という報告があります[4]。少量であれば絶食で改善することもありますが、胸腔ドレーンからの乳びの排液量が多いときは、再手術によって胸管結紮術が必要となります。乳び胸となっているときは絶食、あるいは脂肪制限食など栄養管理が重要となります。

食道がん術後の栄養療法・管理

欧州臨床栄養代謝学会（ESPEN）のガイドラインでは、術後早期に経腸栄養を開始することが推奨されており、手術で留置した経腸栄養チューブから術後24時間以内に栄養を開始するのが望ましいです。経腸栄養は術後の体重減少や肺炎を有意に抑えたとの報告もあるので[5]、すみやかに経腸栄養を開始するべきです。術翌日に半消化態

の経腸栄養剤を腸瘻より200mL（20mL/h）から開始し、徐々に量と投与速度を上げていきます（図3）[6]。経口摂取が可能になっても、十分なエネルギー（カロリー）を摂取できるまでには時間がかかるため、症例に応じて1日200～600mL程度の経腸栄養剤の投与を継続したまま退院しています。術後の空腸瘻のチューブ抜去時期はとくに定めず、栄養状態の回復および経口栄養摂取が十分と判断されるまで外来で管理を行います。

食道がん術後患者の栄養指導時に伝えてほしいこと

頸部食道胃管吻合を行っているため、狭窄がなくとも嚥下時の違和感は長期間解消されず、摂食時における慣れや工夫が必要です。また、胃管再建されることによって、胃の機能はほぼ失われます。胃酸の分泌はある程度は維持されますが、消化機能や貯留能は永続的に回復しません。そのため基本的に1回の食事量を減らして回数を増やす、間食や分割食の習慣をつけることが必要です。術後は必要な栄養量を経口摂取で確保することはむずかしく、腸瘻チューブを用いた経腸栄養は有用です。しかし、患者によっては腸瘻からの栄養投与に抵抗を示す場合もあります。腸瘻からの栄養投与時は1日数回の下痢は正常範囲であり、創傷治癒の促進など上回るメリットがあることを患者に理解してもらうことも重要です。

引用・参考文献

1）利野靖ほか. 非開胸での食道癌根治手術の手技と短期成績：食道癌根治術に, まだ開胸は必須か？ 横浜医学. 70, 2019, 101-6.
2）Takeuchi, H. et al. A risk model for esophagectomy using data of 5354 patients included in a Japanese nationwide web-based database. Ann. Surg. 260（2）, 2014, 259-66.
3）Suda, K. et al. Robot-assisted thoracoscopic lymphadenectomy along the left recurrent laryngeal nerve for esophageal squamous cell carcinoma in the prone position : technical report and short-term outcomes. World J. Surg. 36（7）, 2012, 1608-16.
4）Dohun, K. et al. Chyle leakage patterns and management after oncologic esophagectomy : A retrospective cohort study. Thorac. Cancer. 5（5）, 2014, 391-7.
5）Takesue, T. et al. A Prospective Randomized Trial of Enteral Nutrition After Thoracoscopic Esophagectomy for Esophageal Cancer. Ann. Surg. Oncol. 22（Suppl 3）, 2015, S802-9.
6）中野徹ほか. 低栄養・栄養障害合併例における食道癌手術と周術期管理. 胸部外科. 73（10）, 2020, 876-82.

7

慢性膵炎

やなぎまち・みゆき
柳町幸 ● 弘前大学医学部附属病院内分泌内科・糖尿病代謝内科講師

慢性膵炎の病態生理

膵臓の内外分泌機能

　膵臓は、後腹膜に存在する臓器で第 1 ～ 3 腰椎の高さにあり、長さは 15cm 前後、幅は 3cm 前後の充実性の臓器です。消化液を分泌する外分泌機能と、ホルモンを血液中に分泌する内分泌機能の 2 つの機能を有しています。

　膵外分泌機能を担当する細胞には、腺房細胞と導管細胞があります。腺房細胞では、経口摂取した栄養素の消化を担うための消化酵素が生成され、導管細胞からは重炭酸塩と水が分泌されます。食事を摂取すると、小腸の S 細胞および I 細胞からセクレチンおよびコレシストキニン（cholecystokinin；CCK）が分泌され、その刺激によって膵消化酵素と重炭酸塩が十二指腸内へ分泌され、摂取した栄養素が消化されます。

　膵内分泌機能を担当する内分泌細胞は、膵外分泌部のなかに血流豊富な細胞集団として存在します。これをランゲルハンス島（ラ氏島、膵島）といいます。ラ氏島に存在する内分泌細胞には α 細胞、β 細胞、δ 細胞、PP 細胞があり、α 細胞からはグルカゴン、β 細胞からはインスリン、δ 細胞からはソマトスタチン、PP 細胞からは膵ポリペプチドが分泌されます。インスリンは血液中のグルコース、たんぱく質を同化（筋肉や脂肪に取り込む）します。グルカゴンはグリコーゲンからの糖新生を担当します。

　このように、膵臓は摂取した栄養素の消化吸収から同化に至るまでの経路を担当しています。

表 1 ● 慢性膵炎臨床診断基準（文献 1 を参考に作成）

慢性膵炎の診断項目

①特徴的な画像所見
  a. 膵管内の結石
  b. 膵全体に分布する複数ないしびまん性の石灰化
  c. MRCP または ERCP 像において、主膵管の不規則な拡張とともに膵全体に不均等に分布する分枝膵管の不規則な拡張
  d. ERCP 像において、主膵管が膵石や蛋白栓などで閉塞または狭窄している場合、乳頭側の主膵管と分枝膵管の不規則な拡張
②特徴的な組織所見
  膵実質の脱落と線維化が観察される。膵線維化はおもに小葉間に観察され、小葉が結節状、いわゆる硬変様をなす。
③反復する上腹部痛または背部痛
④血中または尿中膵酵素の異常
⑤膵外分泌障害
⑥１日 60g 以上（純エタノール換算）の持続する飲酒歴または膵炎関連遺伝子異常
⑦急性膵炎の既往

慢性膵炎確診断：A、B のいずれかを認める
  A ①または②の確診所見
  B ①または②の準確診所見と、③④⑤のうち２項目以上

MRCP：magnetic resonance cholangiopancreatography、磁気共鳴胆管膵管撮影法
ERCP：endoscopic retrograde cholangiopancreatography、内視鏡的逆行性胆道膵管造影

慢性膵炎とは

　慢性膵炎とは、「遺伝的や環境要因、その他の危険因子を有し、膵実質への傷害やストレスに対して持続的な病的反応を生じる個人に起きる、膵臓の病的線維化炎症症候群」と定義されています[1]。成因により、アルコール性、非アルコール性（特発性、遺伝性、家族性など）に分けられます。多くは非可逆性で、徐々に膵内外分泌機能が低下していきます。

慢性膵炎の診断

　慢性膵炎の診断には、『慢性膵炎臨床診断基準 2019』[1] を用います（**表 1**）。慢性膵炎と診断された後は病期分類を行い、それぞれの病期に応じた治療を行うことになります。慢性膵炎の病期は、代償期、移行期、非代償期に分類されます。

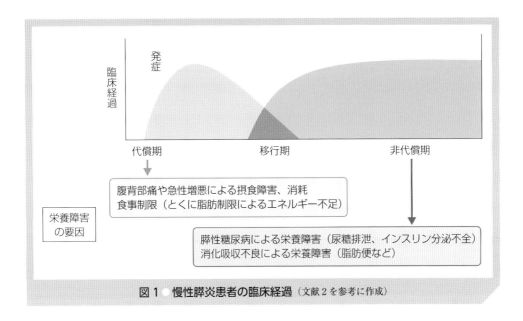

図1 ● 慢性膵炎患者の臨床経過（文献2を参考に作成）

膵内外分泌機能が保たれて、腹背部痛や急性増悪をくり返す時期を「代償期」、膵外分泌機能が低下して腹背部痛が軽減し、急性増悪も少なくなる時期を「移行期」、膵外分泌機能の95％以上が荒廃し、消化吸収障害に陥る膵外分泌機能不全と、インスリン分泌能の低下に伴い糖尿病が前景に現れる時期を「非代償期」としています（図1）[2]。

慢性膵炎の治療

病期に応じた治療を行う

慢性膵炎の治療（表2）としてまず大切なことは、原因の除去（アルコール性は禁酒）と禁煙です。大量のアルコール摂取および喫煙は、慢性膵炎の発症・進行に大きく関与します。したがって、アルコール性慢性膵炎と診断された症例では、全病期を通じて禁酒・禁煙の指導、サポートが必要になります。これらに加え、各病期の病態に応じた治療を行います。

代償期は、腹背部痛や急性増悪を認める有痛期と、症状が軽快している間歇期（疼痛がない時期）があります。有痛期には膵外分泌を刺激する原因を除去しなければな

表 2 ◉ 慢性膵炎の治療

全病期	禁酒、禁煙		
代償期		**有痛期**	**間歇期**
食事療法	エネルギー（kcal）	体重 × 30 ～ 35kcal BEE × 1.0 ～ 1.1（もしくは実測 REE）× 1.3 ～ 1.5	
	たんぱく質（g/ 日）	標準体重 × 1.0 ～ 1.5	標準体重 × 1.0 ～ 1.5
	脂質（g/ 日）	≦ 10	40 ～ 60
	そのほか	たんぱく質、エネルギーの不足があれば成分栄養剤併用や分割食で対応	
薬物療法		疼痛の程度に応じて鎮痛薬、たんぱく分解酵素阻害薬、消化酵素薬など	
そのほか		内視鏡的治療、ESWL → 無効、膵石再発 → 外科治療	
移行期～非代償期			
食事療法	エネルギー（kcal/ 日）	体重 × 30 ～ 35kcal BEE × 1.0 ～ 1.1（もしくは実測 REE）× 1.3 ～ 1.5	
	たんぱく質（g/ 日）	標準体重 × 1.0 ～ 1.5	
	脂質（g/ 日）	40 ～ 60	
	そのほか	脂溶性ビタミンや微量元素の補充（内服薬やサプリメント）を検討	
薬物療法	膵外分泌不全	消化酵素補充　H_2 ブロッカーや PPI の投与	
	膵内分泌不全	インスリン療法	

BEE：basal energy expenditure　REE：resting energy expenditure

りません。膵外分泌の刺激となる因子としては、アルコール、脂肪食品、胃酸分泌を促進する食品（香辛料、炭酸飲料、カフェインを含む食品など）、ストレス、喫煙などがあり、これらを避けることが必要です。食事療法については後述します。胃酸分泌を抑えるため、ヒスタミン H_2 受容体拮抗薬（H_2 ブロッカー）やプロトンポンプ阻害薬（PPI）を投与する場合もあります。

　疼痛が強い場合には、非ステロイド抗炎症薬（NSAIDs）を投与します。たんぱく分解酵素阻害薬や消化酵素補充療法も、疼痛軽減効果を有するとの報告があります[3]。NSAIDs での疼痛コントロールがむずかしい症例では、内視鏡的治療や体外衝撃波結石破砕術（extracorporeal shock wave lithotripsy：ESWL）による治療が検討されます。これらの治療適応がない場合には、弱オピオイド（トラマドール塩酸塩など）の投与が検討されます。内視鏡的治療や ESWL が無効である場合や膵石が再発した場合

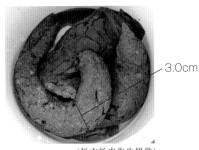

3.0cm

（松本敦史先生提供）

膵性脂肪便
ややうすい茶色。有形で太い

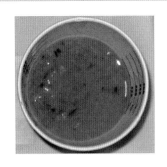

小腸性脂肪便
大量の水様性下痢便

	健常者	膵性脂肪便	小腸性脂肪便
糞便量（g/day）	< 200	266	1,580
糞便中脂肪排泄量（g/day）	< 5	23.8	39.4
脂肪摂取量（g/day）	≧ 40	42.8	50
脂肪吸収量（g/day）	—	19.0	10.6
脂肪吸収率（%）	≧ 95	44.4	21.2

図2 ● 膵性脂肪便と小腸性脂肪便（画像は文献5、6より許可を得て転載）

には、外科的治療を検討することになります。急性増悪では、急性膵炎に準じた治療を行います。

膵性脂肪便

　膵外分泌機能が15％以下に低下すると、脂肪を主とした栄養素の消化吸収障害が顕著となり[4]、治療を行わなければ低栄養状態に陥ります。食事中の中性脂肪は消化吸収されず、糞便中へ排泄されます。脂肪40g摂取時に、糞便中脂肪排泄量が5g以上であると「脂肪便」と診断します[4]。膵外分泌機能不全が原因の脂肪便を「膵性脂肪便」といいます。「膵性脂肪便」は、灰白色で光沢を有し、刺激臭の強い太い有形便です[5]。一方、小腸疾患や短腸症候群によって生じる「小腸性脂肪便」は水様性の便（下痢便）です。しばしば「脂肪便＝下痢」と理解されることがありますが、これは「小腸性脂肪便」を表しています。図2[5, 6]に「膵性脂肪便」と「小腸性脂肪便」の違い

について示します。

　「膵性脂肪便」を改善するためには、消化酵素補充療法を行います。その際、食事を十分摂取しているということが前提条件になります。脂肪便の改善が十分得られない場合は、脂肪摂取量を制限するのではなく、消化酵素補充量の増量や服用タイミングの調整、数種類の消化酵素薬の併用、H_2ブロッカーやPPIの併用などによって脂肪の消化吸収の改善を図ります。

膵性糖尿病

　慢性膵炎では、膵外分泌機能と膵内分泌機能は並行して低下することが報告されています[7]。したがって、代償期には糖尿病の合併がない慢性膵炎患者であっても、移行期へ進行すると、膵内分泌機能低下に伴う耐糖能障害が現れることが少なくありません。慢性膵炎の進行に伴い、出現もしくは悪化する糖尿病を「膵性糖尿病」といいます。糖尿病を合併している症例では、一次性糖尿病（おもに2型糖尿病）と慢性膵炎の合併か、一次性糖尿病があり慢性膵炎の進行に伴いインスリン分泌能が低下することで一次性糖尿病から膵性糖尿病へ進行したものか、慢性膵炎の進行とともに発症した膵性糖尿病かを診断する必要があります。

　診断に際しては、詳細な病歴聴取、糖尿病合併症の進行度（とくに糖尿病網膜症）の評価が有用です。それとともに、膵内分泌機能の評価（インスリン分泌能評価）も行います。インスリン分泌能が保たれている時期は、インクレチン関連薬などでの治療が可能です。一方、インスリン分泌能が低下している場合はインスリン療法を行います。

　「膵性糖尿病」を治療する際には、①消化酵素補充療法の効果が十分であれば、血糖値が上昇しやすくなること、②グルカゴン分泌低下も存在するため、インスリン療法中の低血糖は重症化しやすいことを念頭において対応する必要があります。

　①については、消化酵素補充療法後は脂肪のみならず、たんぱく質や炭水化物の消化吸収障害も改善するため、食後血糖値が上昇します。血糖上昇には、食事の減量ではなくインスリン製剤の投与量増量で対応します。栄養素の同化が促進されるため、血糖コントロール改善のみならず、栄養状態の改善にもつながります。

　②については、低血糖のリスクを回避するために、膵性糖尿病の血糖コントロール目標はHbA1c 7.5％前後と一次性糖尿病よりは高めに設定します[8]。また、血糖変動幅が小さい「良質な血糖コントロール」をめざします。

慢性膵炎の栄養療法・管理

代償期

　摂取エネルギーは、体重× 30 ～ 35kcal/ 日もしくは基礎代謝量× 1.0 ～ 1.1（実測の安静時エネルギー消費量）× 1.3 ～ 1.5kcal/ 日とし、たんぱく摂取量は 1.0 ～ 1.5g/標準体重 kg 程度にし、栄養状態に応じて適宜調整します。高齢の患者や十分な食事量が確保できない患者の食事では、吸収効率のよいたんぱく食品（鶏卵、乳製品など）を積極的に取り入れます。脂肪摂取量は有痛期と間歇期で異なります。

　膵炎発作急性期以外の有痛期においては経口摂取を継続しますが、脂肪制限が必要となります。1 回の脂肪摂取量が 20g 以上になると、CCK の分泌が刺激されて膵酵素の分泌が促進し[9]、腹背部痛の悪化や膵炎発作をひき起こすリスクになります。したがって、有痛期には脂肪摂取量を 1 回の食事で 10g 以下に制限します。脂肪制限食の継続はエネルギーやたんぱく質摂取不足をもたらすため、脂肪制限食をしばらく継続しなければならない場合は、成分栄養剤（エレンタール®配合内用剤）の併用が有用です。成分栄養剤の併用は疼痛緩和の効果もあると報告されています[10]。また、4 ～ 6 分割食として十分な摂取エネルギーを確保します。

　一方、間歇期には脂肪制限を解除した通常食を摂取するようにします。腹部症状の悪化がなければ、食事脂肪量 40 ～ 60g/ 日は摂取可としますが、患者自身が脂肪制限を継続している場合も多く認められます。間歇期には脂肪制限を解除してもよいと説明しても、患者が脂肪制限食の継続を希望する場合は、有痛期と同様に成分栄養剤の併用や分割食も考慮し、たんぱく質・エネルギー低栄養（protein-energy malnutrition；PEM）の発症や悪化を防ぎます。

移行期・非代償期

　移行期・非代償期は脂肪制限を解除し、脂肪摂取量を 40 ～ 60g/ 日とします。摂取エネルギー、たんぱく質量は、代償期と同等からやや多めに設定し、栄養状態に応じて適宜調整します。食事摂取直後にはかならず消化酵素薬を服用し、摂取した食事をしっかり消化吸収させることが重要です。非代償期の患者では、脂溶性ビタミンや微量元素の潜在性欠乏を来している場合があり、内服薬やサプリメントで補充を行う症

例もあります。

慢性膵炎患者の栄養指導時に伝えてほしいこと

　慢性膵炎患者への栄養指導に際しては、病期によって治療方法が異なると説明することがとても重要です。また、移行期〜非代償期に現れる「膵性糖尿病」の治療に関しては、食事制限は行わないこと、食事摂取の際はかならず消化酵素薬を服用すること、インスリン療法が必要になった場合は、その継続が必要であることをしっかり理解してもらう必要があります。さらには、シックデイの対応、とくに低血糖は重症化のリスクがあるためすみやかに対応しなければならないこと、低血糖の頻度が多いときは主治医に相談する必要があることを説明してください。

引用・参考文献

1）日本膵臓学会. 慢性膵炎臨床診断基準2019. 膵臓. 34（6）, 2019, 279-81.
2）中村光男. 臨床医のための膵性脂肪便の知識：栄養障害・消化吸収不良改善のために. 竹内正監修. 加嶋敬編. 東京, 医学図書出版, 1998, 83p.
3）伊藤敏文ほか. 蛋白分解酵素阻害薬：予後への影響. 肝胆膵. 53（4）, 2006, 539-46.
4）Nakamura, T. et al. Steatorrhea in Japanese patients with chronic pancreatitis. J. Gastroenterol. 30（1）, 1995, 79-83.
5）松本敦史ほか. "慢性膵炎：膵内外分泌不全症例で, 膵酵素補充療法が有効だと血糖は上昇する". 膵外分泌不全診療マニュアル：膵性消化吸収不良と膵性糖尿病の診断と治療. 竹内正ほか監修. 中村光男編. 東京, 診断と治療社, 2017, 101-5.
6）柳町幸ほか. "小腸切除と膵疾患の差". 前掲書5）, 159-65.
7）Nakamura, T. et al. Correlation between pancreatic endocrine and exocrine function and characteristics of pancreatic endocrine function in patients with diabetes mellitus owing to chronic pancreatitis. Int. J. Pancreatol. 20（3）, 1996, 169-75.
8）日本消化器病学会編. 慢性膵炎診療ガイドライン2015. 改訂第2版. 東京, 南江堂, 2015, 180p.
9）丹藤雄介ほか. 膵炎患者および健常者における経口脂肪負荷による血中CCK分泌動態の臨床的検討. 消化管ホルモン. 16, 1998, 52-5.
10）Kataoka, K. et al. Effects of oral ingestion of the elemental diet in patients with painful chronic pancreatitis in the real-life setting in Japan. Pancreas. 43（3）, 2014, 451-7.

8

心不全

太田竜右 ● 独立行政法人地域医療機能推進機構中京病院循環器内科

心臓のはたらきと心不全の病態生理

　心臓は全身に血液を循環するポンプとしての機能を担っています。心不全とは、なんらかの要因、たとえば心筋梗塞や心臓の筋肉の疾患により心臓が壊死する、あるいは障害を受けてポンプとしての収縮力が低下したり、不整脈により送り出す血液量に変化などが生じたり、心臓のなかの弁が逆流／狭窄を来してポンプ機能が低下することなどによって血液循環が悪化した結果、呼吸困難や倦怠感、浮腫が出現する症候群のことをいいます。日本は世界でもトップレベルの超高齢社会で、平均寿命は世界第1位です。2025年には65歳以上が30.3％、75歳以上が13.0％に達するとされています[1]。心不全を含む心疾患にかかる患者は増加し続けており、がんに次いで死因の第2位を占めています。今後さらなる高齢者の増加に伴い、高齢心不全患者が大幅に増加する＝「心不全パンデミック」の時代がやってくると考えられています。心不全パンデミック状態になると、入院医療が必要な高齢心不全患者であふれ、病院が受け止めきれなくなる事態が想定され、莫大な医療費がかかるなどの問題が出現すると考えられます。そのため、日常生活において心不全を予防し、再発させない治療が大切です。

　心不全は進行する疾患であり、図[2]に示すように進行するにしたがって重症化します。急性増悪と軽快をくり返しながら、徐々に全身機能が低下し死亡に至る疾患のため、心疾患のないリスクステージの段階から、高血圧、糖尿病、脂質異常症などの生活習慣病などに対して早期介入することが重要です。とくに生活習慣病に対しては、

	心不全リスク		症状のある心不全	
	ステージA 心疾患のないリスク状態 高血圧 糖尿病 動脈硬化疾患	ステージB 心疾患のあるリスクステージ 心疾患の指摘はあるが心不全症候はなし 左室肥大や症状のない弁膜症、心機能の低下	ステージC 心不全ステージ 心不全症候あり	ステージD 治療抵抗性心不全ステージ 心不全の難治化
治療目標	危険因子のコントロールなど進展予防	心不全の発症予防	心不全治療 症状コントロール 心不全再入院予防	心不全治療 緩和ケア 終末期ケア

図　心不全の重症度ステージと治療目標（文献2を参考に作成）

栄養指導や運動療法といった非薬物治療の効果が大きく、早期介入により心不全のステージを進行させないような予防的管理が今後重要になるといえます。

心不全の診断

心不全患者は、息切れやむくみを訴え外来受診することが多いですが、なかには高度の呼吸不全を呈して救急車で搬送される場合もあります。まずはそうした患者に、自覚症状や既往（とくに全身の動脈硬化疾患、高血圧、糖尿病、脂質異常症など）の聴取を行い、身体所見や浮腫の有無を確認した後、血液検査、心電図、胸部X線画像検査、心臓超音波（エコー）検査などを行います。

血液検査では、脳性（B型）ナトリウム利尿ペプチド（Brain［B-type］natriuretic peptide；BNP）やN末端プロB型ナトリウム利尿ペプチド（N-Terminal pro-B-Type natriuretic peptide；NT-proBNP）などの心機能異常の感度の高いマーカーを確認します。BNPやNT-proBNPの上昇により心臓への負荷の存在が確認され、そのほか併存する脂質異常症や糖尿病などに関する検査を行うこともあります。心電図では、不整脈や虚血性心疾患の関与の可能性などを確認することができます。胸部X線画像で

は心陰影の拡大、胸水や肺うっ血といった心不全に認める所見を確認します。心エコーでは、まず心収縮力の低下の有無、弁膜症（弁の逆流／狭窄）のほか、心室／心房の拡大や心筋の肥大など、さまざまな情報を得ることができます。そうした検査を総合して心不全と診断したら、背景疾患および心不全ステージに応じた心不全治療を行うこととなります。また、心不全をくり返す患者の場合は、心不全が悪化した要因についても考え、再発予防のために必要な情報を収集してその後の治療にいかすこととなります。

心不全の治療

　症候性、つまり呼吸困難、浮腫などを呈する心不全の場合は、心臓のポンプ機能不全により循環しきれなかった血液が浮腫、胸水などの体液として貯留することとなり、貯留した体液を排出するため利尿薬を用います。心臓の興奮を抑える β 遮断薬、心臓に対して悪影響をおよぼすシステムを抑制する ACE 阻害薬／ARB（アンジオテンシン受容体拮抗薬、angiotensin II receptor blocker）などの薬物療法を行うほか、心臓の背景疾患、たとえば心臓の血管に動脈硬化性疾患があれば心血管の治療を、不整脈であれば抗不整脈薬やカテーテルによる治療を、弁膜症であれば外科的手術など、個々の背景に対して可能な介入を行っていきます。

　そのほかの重要な治療として、運動療法や栄養指導、心不全に対する疾患教育などがあります。運動療法は入院中および外来で心臓リハビリテーションとして介入することが多く、理学療法士、作業療法士などがかかわりますが、運動能力を維持することにより心臓機能の維持・改善だけでなく筋力維持も重要となります。また、疾患教育に関しては、看護師や医師から、心不全という病気に関する説明や今後気をつけるべきこと、退院後の生活について、血圧や体重などの定期測定を行うことなどを、パンフレットや手帳などを渡して説明します。薬剤師による内服管理や管理栄養士による栄養指導も非常に重要です。したがって、心不全の治療には多職種がかかわり、それぞれの専門の立場から指導・管理を行っていくことで、今後、心不全を悪化させないための体制を構築することが重要です。また、患者の家族へも心不全という病状と現在の患者の状態、今後の治療について説明し、共有することが大切です。かかりつけ医との連携も重要で、病院のみならず地域で包括的にみていく必要があります。

心不全の栄養療法・管理

栄養アセスメントの重要性

　かつては肥満が独立した心血管疾患発症の因子と考えられ[3]、摂取エネルギーを制限する指導が中心でしたが、昨今では体重、BMIが保たれているほうが心不全患者の予後が良好であるという報告がなされ[4]、BMIを維持する方向に変化してきています。そうしたなかで、筋力・身体機能の低下を示すサルコペニア、加齢に伴うさまざまな身体機能の低下を示すフレイルという概念が提唱されるようになりました[5,6]。サルコペニア・フレイル患者の増加を背景に、その予防にはしっかりとした栄養摂取を基盤とする栄養指導の重要性も増しているといえるでしょう。そのため、入院あるいは外来での指導の際には栄養アセスメントを行い、指導に役立てることが必要となります。

　現在のところ、ステージC/Dの症候性心不全患者を対象とした栄養療法に関する臨床試験はきわめて少なく、欧米とわが国の心不全診療ガイドラインにおいても、栄養療法や食事に関する記載は食塩制限が中心ですが[2,7]、わが国の『急性・慢性心不全診療心不全ガイドライン（2017年改訂版）』では、定期的な栄養評価とバランスのよい食事の必要性が示されています[2]。サルコペニア予防のために行った研究では、栄養状態に対する単独介入よりも、運動との組み合わせの効果を検証したものが多く、運動に栄養補充を加えることによる相乗効果を認める報告も散見されますが[5,6]、エビデンスとしては不十分な状況であるといえるでしょう。現在、欧州を中心として大規模な運動＋栄養療法によるサルコペニア・フレイル高齢者に対する介入研究が行われており、今後の成果に期待が集まっています[7]。

食塩制限

　食塩の過剰摂取は血圧を上昇させ、心血管病のリスクを高めることは周知の事実です。世界保健機関（World Health Organization；WHO）は食塩摂取量の目標を1日5g未満とすることを提唱していますが、世界の大部分の国において平均食塩摂取量は1日6gを超えており、なかでもわが国は食塩摂取量が上位の国であり、平均食塩摂取量は1日約10gと多いことが指摘されます。わが国のガイドラインでは、ステージA/

Bの心不全患者の減塩の目標値は1日6g未満と定めています[2]。なお、体液貯留を来さないための飲水制限に関してはステージC/Dでは考慮されますが、ステージA/Bの心不全患者では原則不要です。とくに心不全患者では食塩が体液貯留を促進すること、わが国の心不全増悪による再入院の誘因のうち食塩・水分制限の不徹底がもっとも多いという現実を考えると、心不全患者の栄養管理において食塩制限はやはり重要といえます。

体重管理

体重に関しては、先述のとおり肥満は冠動脈疾患や心不全の発症、心血管死の独立したリスク因子の一つですが、一方、低体重はサルコペニア・フレイルのみならず、脳梗塞、脳出血のリスクも高くなることがわかっており[8]、心血管イベント抑制のためには成人早期から普通体重（BMI 18.5 ～ 24.9kg/m^2）を維持するよう心がける必要があります。

ステージ別の栄養管理

心不全の治療の目的として、心機能低下の進行の抑制、症状や運動能力、生活の質（quality of life；QOL）の改善、再入院の防止と生命予後の改善が重要な骨組みです。進行する心不全のステージのなかで、身体機能と栄養状態は並行して変化し、終末期に近づくにつれて栄養状態は悪化していきます。慢性心不全に対する栄養療法においては、栄養状態を保ち、身体活動能力の維持・改善を図りながら、心不全の増悪を予防し、予後の改善をめざすことが目標となります。そのためには適正なエネルギーを摂取しつつ、体液貯留の誘因となり得る食塩摂取量の適正化が重要であるといえます。

一般に、慢性心不全ステージCの安定した段階では、栄養状態が保たれていることが多いことから、栄養療法の中心は食塩摂取量の適正化、すなわち食塩制限を中心とした栄養指導になることが多いのですが、食塩制限によって必要なエネルギー量の確保が困難になるようであれば、エネルギー量の確保を優先することもあります。つまり、心不全のステージが進行して栄養状態が悪化している場合には、適正なエネルギー摂取の優先度がより高くなります。また、適切な栄養療法に加えて、運動療法を併用して身体機能を維持することも重要です。

心不全患者の栄養指導時に伝えてほしいこと

　　栄養指導では、患者ごとに個別の必要エネルギーを設定し、バランスのよい食事摂取や規則正しい食事摂取のほか、ステージを意識した食塩制限などの介入が必要です。同時に、患者の身体活動度や治療意欲、アドヒアランスなどを意識した指導が重要になるといえます。そのためには、患者背景、たとえば家族関係、現在の生活スタイル、性格、趣味や嗜好、そのほかの併存疾患、現在の病状に関してどのように考えているかなど、さまざまな内容を把握する必要があります。そうした患者背景を理解したうえで、個別性を重視した栄養管理計画を患者と一緒に立案していくことが大切です。

引用・参考文献

1）厚生労働省. 国立社会保障・人口問題研究所. 日本の将来推計人口（平成 24 年 1 月推計）. （https://www.mhlw.go.jp/stf/shingi/2r98520000021dhc-att/2r98520000021dit.pdf, 2021 年 2 月閲覧）.
2）日本循環器学会・日本心不全学会合同ガイドライン. 急性・慢性心不全診療ガイドライン（2017 年改訂版）. 2018, （https://www.j-circ.or.jp/cms/wp-content/uploads/2017/06/JCS2017_tsutsui_h.pdf, 2021 年 2 月閲覧）.
3）Kenchaiah, S. et al. Obesity and the risk of heart failure. N. Engl. J. Med. 347 (5), 2002, 305-13.
4）Anker, SD. et al. Wasting as independent risk factor for mortality in chronic heart failure. Lancet. 349 (9058), 1997, 1050-3.
5）サルコペニア診療ガイドライン作成委員会編. サルコペニア診療ガイドライン 2017 年版. 東京, ライフサイエンス出版, 2017, 82p.
6）金憲経ほか. サルコペニアに対する栄養介入. 日本サルコペニア・フレイル学会誌. 1 (1), 2017, 38-47.
7）Landi, F. et al. SPRINTT Consortium. The "Sarcopenia and Physical fRailty IN older people：multi-componenT Treatment strategies" (SPRINTT) randomized controlled trial：design and methods. Aging Clin. Exp. Res. 29 (1), 2017, 89-100.
8）Cui, R. et al. JACC Study Group. Body mass index and mortality from cardiovascular disease among Japanese men and women：the JACC study. Stroke. 36 (7), 2005, 1377-82.

9

慢性閉塞性肺疾患
（COPD）

おくだ・みゆき
奥田みゆき ● 一般財団法人大阪府結核予防会大阪病院内科診療部長
にしおか・こうじ
西岡紘治 ● 一般財団法人大阪府結核予防会大阪病院内科

COPD の病態生理

　慢性閉塞性肺疾患（chronic obstructive pulmonary disease；COPD）は、タバコ煙などの有害物質を長期間吸入することで生じる肺の慢性炎症性疾患（肺気腫、慢性気管支炎）の総称です。

　COPD になると末梢気道（細気管支〜肺胞）が破壊されて気流制限を来し、息を吐くのがむずかしくなります。COPD では、①有害物質の吸入暴露に伴う慢性の気道炎症、②気流制限に伴う呼吸仕事量の増大という 2 つの特徴により、安静時の消費エネルギーが増大します。そのため、患者は体内の筋肉、脂肪をどんどん消費し、痩せ細っていきます。筋肉が痩せ細るとさらに呼吸が困難になり悪循環に陥るため、「体重減少を起こさない」ことが重要な治療目標になります。

COPD の診断

　慢性の咳、痰、動くときの息切れがあり、長期間にわたり喫煙など有害物質の吸入暴露歴がある場合は COPD が疑われます（ただし、咳、痰、呼吸困難感などの自覚症状が乏しいこともあり、注意が必要です[1]）。そのような患者の呼吸機能検査を行い、閉塞性障害（1 秒率が 70% 未満）を認めた場合、ほかの疾患を鑑別したうえで COPD

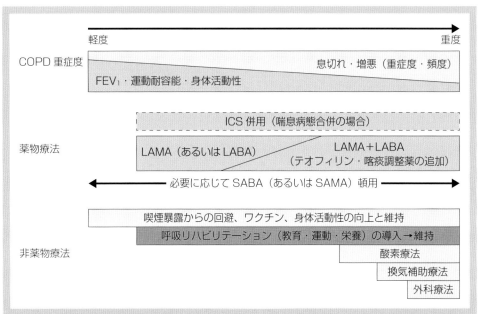

図 ● 日本における安定期 COPD の重症度に応じた管理（文献 1 より一部改変）

COPD の重症度は病期のみならず、運動耐容能や身体活動性の障害程度、さらには息切れの強度や増悪の頻度と重症度を加算し総合的に判断する。
SABA：短時間作用性 β2 刺激薬、SAMA：短時間作用性抗コリン薬、LABA：長時間作用性 β2 刺激薬、LAMA：長時間作用性抗コリン薬、ICS：吸入ステロイド薬

と診断します[1, 2]。

　診断のポイントは「COPD を疑うこと」です。日本人の約 530 万人が COPD 患者と推定されていますが、実際に診断・治療されている人は 22 万人と報告されています[3]。息切れを「年のせい」として診断が遅れる場合も多く、喫煙者で「歩くのが遅くなった」「坂道や階段で息切れするようになった」という訴えがある場合は、積極的に呼吸機能検査を施行し、早期に診断することが重要です。

COPD の治療（マネジメント、管理目標）

　COPD はゆっくりと進行する病気であり、患者は一生病気とつき合うことになります。そこで重要になるのがマネジメントです。具体的には以下の 2 点が重要な管理目標になります（図）[1, 2]。

①現状の改善：症状を改善し生活の質（quality of life；QOL）を上げる→身体活動性を維持・向上する。

②将来のリスクの低減：COPD の急性増悪を予防する→肺および全身の合併症の進行を予防・治療する。

　COPD の治療は大きく「禁煙」「包括的呼吸リハビリテーション」「薬物療法」の 3 つに分かれます。

禁煙

　COPD の治療のいちばんの基本は禁煙です。COPD はタバコ煙などの有害物質を吸入することで悪化するため、「毒を吸い続けながら治療する」のはきわめて困難です。

包括的呼吸リハビリテーション

　COPD 患者では「身体活動レベル」が予後にもっとも関係するといわれています[4]。早期から包括的呼吸リハビリテーションを導入し、身体活動性の向上をめざすことが強く望まれます（エビデンス A）[2]。身体活動性を向上させるためには「患者教育」「運動療法」「栄養療法」など、さまざまな介入が必要になります。そのため、患者本人、家族、医師、看護師、理学療法士、管理栄養士など、多職種によるチーム医療でマネジメントを行う必要があります。

　とくに、COPD 患者が肺炎などを合併して呼吸状態が悪化した場合（COPD の急性増悪）、患者が歩いて退院できるかどうかには「低栄養の有無」「エネルギー充足率」が大きく関係すると報告されています[5]。栄養障害の改善には、栄養療法とリハビリテーションが重要な鍵を握ります（表 1）[6]。

薬物療法

　COPD の薬物療法は吸入薬が基本になります。①長時間作用性抗コリン薬（long-acting muscarinic antagonist；LAMA）、②長時間作用性 β_2 刺激薬（long-acting beta2-agonist；LABA）の 2 種類に加え、「喘息の合併・既往がある」「入院歴がある」「1 年に 2 回以上急性増悪を起こす」「好酸球数が多い」場合には、③吸入ステロイド薬（inhaled corticosteroid；ICS）の使用がすすめられます[3]。

　これらの吸入薬や内服薬を用いて気道を開き、呼吸しやすくすることが薬物療法の目的です。気道抵抗は気道半径の 4 乗に反比例するため、仮に気道半径が 1/2 になる

表 1 ● 包括的呼吸リハビリテーション（文献 6 を参考に作成）

●症状の緩和
●運動療法が中核
●筋肉量が予後と相関：栄養療法が大切
→COPD の治療には吸入治療とともに、たんぱく質、抗酸化物質、ビタミン、
　ミネラルを多く含む食品をとることが大切
●身体活動レベル：毎日維持

と、呼吸に 16 倍の力が必要になります。COPD 患者は常時呼吸に健常人の 10 倍のエネルギーを消費するとされ、薬物療法によって気道抵抗を減らし、呼吸に必要なエネルギーを減らすことが重要です。

　薬物療法の注意点として、吸入薬を正しく使用するには、患者本人にある程度の吸入力（息を吸う力）と手技の理解力が求められる、という点があります。吸入薬選択のために認知能力を調べる必要があります。また、吸入ステロイドを吸入する場合は、感染予防のため吸入後にかならずうがいを行わなければなりません。うがいが上手にできない患者では、食前に吸入を行い、口、のどに残った薬剤を食物と一緒に流し込むこともあります。吸入ステロイドが残留すると口のなかにカビが生えたり（口腔カンジダ）、声がかすれたり（嗄声）することもあるため、管理栄養士による栄養指導の際も、嚥下機能に加え、口のなかや声の調子を確認してください。

＊　　　　＊　　　　＊

　このように、COPD のマネジメントにはさまざまな角度からの介入が必要になります。当院では、COPD 患者に薬物療法を行う際は、薬剤師による吸入指導に加え、看護師が認知能力や吸入手技を確認してデバイスを決める参考にしたり、理学療法士が呼吸筋力アップのリハビリテーションを指導しつつ、管理栄養士が良質のたんぱく質を摂取するメニューを指導するなど、多職種によるチーム医療を行っています。また、患者もチームの一員であり、栄養障害治療もコンコーダンスにより改善していく必要があります。入院時にまったく食事がとれなかった患者が、チーム医療によって徐々にうどんをすすれるようになったことは、われわれにとってとても喜ばしい経験でした。

COPD の栄養療法・管理

　ここまで述べたとおり、COPD 患者には高率で栄養障害が合併し、病態や予後とも密接に関係します。わが国では、外来 COPD 患者の約 30％で体格指数（body mass index：BMI）$20kg/m^2$ 未満の体重減少がみられます[7]。COPD 患者の栄養障害の原因には、気流閉塞、炎症性サイトカイン、喫煙や薬剤の影響、食事摂取量の減少や、社会的な要因などがあげられます。体重減少は気流閉塞とは独立した COPD の予後因子です（エビデンス A）[8]。また、COPD 患者では体重減少を除脂肪量（lean body mass；LBM）、脂肪量（fat mass；FM）、骨塩量など、体成分の変化としてとらえることによって、栄養障害と病態との関連がより明確になるといわれています（表 2）[9]。たとえば LBM は筋蛋白量の指標ですが、LBM の減少は呼吸筋力、運動耐容能の低下と関係しており、予後を鋭敏に反映するといわれています[10]。COPD 患者には、体組成分析計などの非侵襲的な方法で体組成を計測することが望まれます。

　骨塩量の低下は、骨粗鬆症による腰椎圧迫骨折のリスクとなります。とくに、体幹部には脊椎や肋骨など骨代謝回転の速い海綿骨の比率が高く、栄養障害の影響を強く受けて椎体骨折のリスクが高くなるとされます[9]。実際、われわれも背部痛が原因となって呼吸ができなくなり、呼吸不全で入院する COPD 患者を時折経験します。

　栄養療法として推奨される栄養評価項目を表 3 に示しました[1]。

①定期的に体重を測定し、経時的に体重変化を把握することは、簡便でもっとも大切な指標の一つです。

②全身性炎症を伴い、呼吸筋酸素消費量が増大しているため、総エネルギー投与量は実測安静時エネルギー消費量の 1.5 倍に設定します[11]。予測式から求めた基礎エネルギー消費量（basal energy expenditure；BEE）に活動係数 1.3 とストレス係数 1.3 を乗じて求める方法もあります。

③たんぱく質の投与量は 1.2 〜 1.5g/kg/ 日（総エネルギー量の 15 〜 20％）とします。

④炭水化物はもっとも利用しやすいエネルギー源ですが、呼吸商が 1.0 と高く、過剰摂取により炭酸ガス産生量が増加し、呼吸仕事量が増大するため注意が必要です。

⑤脂質は呼吸商が 0.7 と低く、炭酸ガス産生量が少ないため、炭水化物より呼吸への負担が軽いです。COPD 患者への脂質投与量は総エネルギー量の 35 〜 50％程度が妥当とされますが、換気障害の重症度によって投与比率の調整が必要です。

表2 ● 栄養障害に伴う体成分の変化と病態
（文献9を参考に作成）

●脂肪量↓
・アディポネクチン↑
・レプチン↓
・全身性炎症↓
・心血管疾患↓

●除脂肪量↓
・骨格筋機能↓
・呼吸筋力↓
・運動能↓
・QOL↓

●骨塩量↓
・骨粗鬆症：骨折（QOL↓、呼吸機能↓）

表3 ● 推奨される栄養評価項目
（文献1を参考に作成）

【基本的事項】
・定期的に体重を測定して体重変化を把握する。

【必須項目】
・体重（％IBW、BMI）
・食習慣
・食事摂取時の臨床症状の有無

【推奨項目】
・食事調査
・簡易栄養状態評価表（MNA®-SF）
・体組成分析
　（①脂肪量、②除脂肪体重、③骨塩量）
・握力など

⑥栄養補給療法として、分岐鎖アミノ酸、n-3系脂肪酸、コエンザイムQ10などの有用性も報告されています[11]。とくに、マラスムス型と呼ばれる、慢性炎症による緩徐な栄養障害がみられるCOPD患者にすすめられます（エビデンスB）[2]。

COPD の合併症

COPDは肺だけの病気ではなく、全身性の炎症を起こす病気です。そのため、COPDは栄養障害、骨粗鬆症、骨格筋機能障害、心血管疾患など、さまざまな合併症のリスクになります[1]。また、身体活動性の低下そのものが全身性炎症に関与することも示唆されています。全身性炎症の原因として、以前は、肺で産生された炎症性メディエーターが原因（スピルオーバー仮説）とされていましたが、現在は喫煙により傷んだ「肺の細胞の情報」が、メッセンジャーRNAをもったエクソソームにより血中から全身に伝わるのが原因ではないかともいわれています[12]。

COPD 患者の栄養指導時に伝えてほしいこと

　COPD 患者への栄養指導は、しばしば患者の食生活を一生変化させるものになります。「患者本人もチーム医療の一員であること」「栄養療法を行い呼吸を楽にし、よりよい毎日を送るのが目標であること」を伝えたうえで、「一緒にがんばりましょう」と伝えてほしいです。

引用・参考文献

1）日本呼吸器学会 COPD ガイドライン第 5 版作成委員会編. "治療と管理：安定期の管理". COPD（慢性閉塞性肺疾患）診断と治療のためのガイドライン 2018. 第 5 版. 東京, 日本呼吸器学会, 2018, 88-132.
2）The Global Initiative for Chronic Obstructive Lung Disease（GOLD）. 2021 GOLD REPORT,（https://goldcopd.org/2021-gold-reports/, 2021 年 2 月閲覧）.
3）Fukuchi, Y. et al. COPD in Japan : the Nippon COPD Epidemiology study. Respirology. 9（4）, 2004, 458-65.
4）Waschki, B. et al. Physical activity is the strongest predictor of all-cause mortality in patients with COPD : a prospective cohort study. Chest. 140（2）, 2011, 331-42.
5）小林孝至ほか. COPD 急性増悪患者の栄養状態が退院時における自立歩行の可否に与える影響. 理学療法学. 47（2）, 2020, 166-73.
6）Oga, T. et al. Analysis of the factors related to mortality in chronic obstructive pulmonary disease : role of exercise capacity and health status. Am. J. Respir. Crit. Care Med. 167（4）, 2003, 544-9.
7）吉川雅則ほか. 慢性閉塞性肺疾患（COPD）の栄養状態および併存症の実態調査. 厚生労働省呼吸不全調査研究班平成 20 年度研究報告書. 2009, 247-51.
8）Cao, C. et al. Body mass index and mortality in chronic obstructive pulmonary disease : a meta-analysis. PLoS One. 7（8）, 2012, e43892.
9）吉川雅則. 慢性閉塞性肺疾患における栄養障害の病態と対策. 日本呼吸ケア・リハビリテーション学会誌. 22（3）, 2012, 258-63.
10）Vestbo, J. et al. Body mass, fat-free body mass, and prognosis in patients with chronic obstructive pulmonary disease from a random population sample : findings from the Copenhagen City Heart Study. Am. J. Respir. Crit. Care Med. 173（1）, 2006, 79-83.
11）吉川雅則. 全身性疾患としての COPD における栄養評価：対策の臨床的意義. 呼吸. 23, 2004, 67-78.
12）Bracke, KR. et al. MicroRNAs as future therapeutic targets in COPD ? Eur. Respir. J. 49（5）, 2017, doi : 10.1183/13993003.00431-2017.

10

クローン病

さいとう・えいこ
齊藤詠子 ● 東京医科歯科大学医学部附属病院消化器内科助教

クローン病の病態生理

クローン病（Crohn's disease；CD）は原因不明の消化管の慢性肉芽腫性炎症性疾患であり、口から肛門まで全消化管に潰瘍や浮腫を認め、腸管狭窄や瘻孔などの特徴的な病態を生じます。病因としては現在、遺伝的素因と食事などの環境因子が関与し、消化管局所に免疫学的な過剰反応が起こることにより、慢性の肉芽腫性炎症が持続すると考えられています。喫煙は増悪因子とされており、長鎖脂肪酸、多価不飽和脂肪酸、精製糖質の過剰摂取などが増悪因子として想定されています。

クローン病の診断

若年者に腹痛や下痢、発熱、体重減少が慢性的に続く場合、本症を疑い、診断の手順フローチャートに従って診断を行います（図1）[1]。本症に高率で認められる肛門病変の有無および鑑別のため、抗菌薬服用歴、海外渡航歴などを聴取し、理学的所見（肛門病変など）、血液検査、細菌培養検査を確認します。疑いが強まった場合は、各種消化管検査（上下部内視鏡検査、小腸内視鏡検査、小腸・注腸X線造影検査、コンピュータ断層撮影［computed tomography；CT］、磁気共鳴画像［magnetic resonance imaging；MRI]）にて、診断の基準（表1）に該当する所見の有無を確認します[1]。

以上の検査で、多くは2週から1ヵ月の期間で診断可能ですが、診断が確定しない

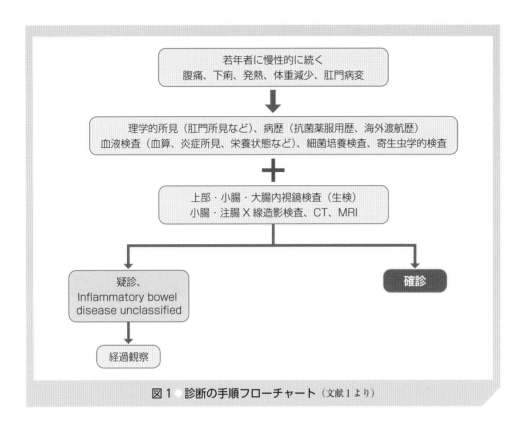

図1 ● 診断の手順フローチャート（文献1より）

場合は、分類不能炎症性腸疾患（inflammatory bowel disease unclassified）として、経過観察を行います[1]。

クローン病の治療

　発症原因が不明であるため、現在、根治的な治療法はありません。経過中に寛解と再燃をくり返すことも多い疾患ですが、炎症が持続することにより腸管の変形（腸管ダメージ）がすすみ機能低下を起こしてしまいます。腸管の変形の進行を防ぐため、腸管ダメージのリスクを評価して、リスクに従い治療指針（**表2**）[1]を参考に治療法を決定します。

　まず、病型（疾患範囲）と疾患パターン（合併症の有無など）を確認します。病型は、くり返し炎症を起こす部位より小腸型、小腸大腸型、大腸型、特殊型に分類され

表 1 ● クローン病診断基準（2020 年 1 月改訂）（文献 1 より）

（1）主要所見

A. 縦走潰瘍[*1]
B. 敷石像
C. 非乾酪性類上皮肉芽腫[*2]

（2）副所見

a. 消化管の広範囲に認める不整形〜類円形潰瘍またはアフタ[*3]
b. 特徴的な肛門病変[*4]
c. 特徴的な胃・十二指腸病変[*5]

確診例

1. 主要所見の A または B を有するもの[*6]
2. 主要所見の C と副所見の a または b を有するもの
3. 副所見の a、b、c すべてを有するもの

疑診例

1. 主要所見の C と副所見の c を有するもの
2. 主要所見 A または B を有するが虚血性腸病変や潰瘍性大腸炎と鑑別ができないもの
3. 主要所見 C のみを有するもの[*7]
4. 副所見のいずれか 2 つまたは 1 つのみを有するもの

（*1）腸管の長軸方向に沿った潰瘍で、小腸の場合は、腸間膜付着側に好発する。典型的には 4 〜 5cm 以上の長さを有するが長さは必須ではない
（*2）連続切片作成により診断率が向上する。消化管に精通した病理医の判定が望ましい
（*3）消化管の広範囲とは病変の分布が解剖学的に複数の臓器すなわち上部消化管（食道、胃、十二指腸）、小腸および大腸のうち 2 臓器以上にわたる場合を意味する。典型的には縦列するが、縦列しない場合もある。また、3 ヵ月以上恒存することが必要である。なお、カプセル内視鏡所見では、十二指腸・小腸において Kerckring 襞上に輪状に多発する場合もある。腸結核、腸型ベーチェット病、単純性潰瘍、NSAIDs 潰瘍、感染性腸炎の除外が必要である
（*4）裂肛、cavitating ulcer、痔瘻、肛門周囲膿瘍、浮腫状皮垂など。クローン病肛門病変肉眼所見アトラスを参照し、クローン病に精通した肛門病専門医による診断が望ましい
（*5）竹の節状外観、ノッチ様陥凹など。クローン病に精通した専門医の診断が望ましい
（*6）縦走潰瘍のみの場合、虚血性腸病変や潰瘍性大腸炎を除外することが必要である。敷石像のみの場合、虚血性腸病変を除外することが必要である
（*7）腸結核などの肉芽腫を有する炎症性疾患を除外することが必要である

　ます。病型は治療方針の決定や、治療後に炎症がコントロールされているかを確認する部位を把握するために必要です。疾患パターンは、合併症のない炎症型、狭窄を有する狭窄型、瘻孔形成を有する瘻孔形成型に分類されます。炎症の持続とともに、炎症型→狭窄型→瘻孔形成型へと病状が進行すると考えられています。そして、腸管ダメージのリスク評価としてハイリスク因子の有無を確認します。ハイリスク因子は、広範な小腸病変、診断時の進行した肛門病変、初期から狭窄型や瘻孔形成型であること、穿孔例、若年発症、腸管の手術歴、喫煙があげられます。リスクが高い場合は、

表2 ● 令和元年度クローン病治療指針（内科）（文献1より）

活動期の治療（病状や受容性により、栄養療法・薬物療法・あるいは両者の組み合わせを行う）		
軽症～中等症	中等症～重症	重症 （病勢が重篤、高度な合併症を有する場合）
薬物療法 ・ブデソニド ・5-ASA製剤 　ペンタサ®顆粒/錠、サラゾピリ 　ン錠®（大腸病変） **栄養療法（経腸栄養療法）** 許容性があれば栄養療法 経腸栄養剤としては、 ・成分栄養剤（エレンタール®） ・消化態栄養剤（ツインライン®な 　ど） を第一選択として用いる ※受容性が低い場合は半消化態栄養 　剤を用いてもよい ※効果不十分の場合は中等症～重症 　に準じる	**薬物療法** ・経口ステロイド（プレドニゾロン） ・抗菌薬（メトロニダゾール*、シプ 　ロフロキサシンなど*） ※ステロイド減量・離脱が困難な場 　合：アザチオプリン、6-MP* ※ステロイド・栄養療法などの通常 　治療が無効/不耐な場合：インフ 　リキシマブ・アダリムマブ・ウス 　テキヌマブ・ベドリズマブ **栄養療法（経腸栄養療法）** ・成分栄養剤（エレンタール®） ・消化態栄養剤（ツインライン®な 　ど）を第一選択として用いる ※受容性が低い場合は半消化態栄養 　剤を用いてもよい **血球成分除去療法の併用** ・顆粒球吸着療法（アダカラム®） ※通常治療で効果不十分・不耐で大 　腸病変に起因する症状が残る症例 　に適応	外科治療の適応を検討した上で以下 の内科治療を行う **薬物療法** ・ステロイド経口または静注 ・インフリキシマブ・アダリムマブ・ 　ウステキヌマブ・ベドリズマブ 　（通常治療抵抗例） **栄養療法** ・経腸栄養療法 ・絶食の上、完全静脈栄養療法（合 　併症や重症度が特に高い場合） ※合併症が改善すれば経腸栄養療法 　へ ※通過障害や膿瘍がない場合はイン 　フリキシマブ・アダリムマブ・ウ 　ステキヌマブ・ベドリズマブを併 　用してもよい

寛解維持療法	肛門病変の治療	狭窄/瘻孔の治療	術後の再発予防
薬物療法 ・5-ASA製剤 　ペンタサ®顆粒/錠 　サラゾピリン錠® 　（大腸病変） ・アザチオプリン ・6-MP* ・インフリキシマブ・アダリムマ 　ブ・ウステキヌマブ・ベドリズ 　マブ 　（インフリキシマブ・アダリム 　マブ・ウステキヌマブ・ベドリ 　ズマブにより寛解導入例では 　選択可） **在宅経腸栄養療法** ・エレンタール®、ツインライン® 　等を第一選択として用いる。 ※受容性が低い場合は半消化態 　栄養剤を用いてもよい。 ※短腸症候群など、栄養管理困難 　例では在宅中心静脈栄養法を 　考慮する	まず外科治療の適応を 検討する。ドレナージ やシートン法など **内科的治療を行う場合** ・痔瘻・肛門周囲膿瘍 　メトロニダゾール*、 　抗菌剤・抗生物質 　インフリキシマブ・ア 　ダリムマブ・ウステキ 　ヌマブ ・裂肛、肛門潰瘍： 　腸管病変に準じた内 　科的治療 ・肛門狭窄：経肛門的拡 　張術	**【狭窄】** ・まず外科治療の適応を 　検討する。 ・内科的治療により炎症 　を沈静化し、潰瘍が消 　失・縮小した時点で、 　内視鏡的バルーン拡 　張術 **【瘻孔】** ・まず外科治療の適応を 　検討する。 ・内科的治療（外瘻）と 　しては 　インフリキシマブ 　アダリムマブ 　アザチオプリン	寛解維持療法に準ずる **薬物療法** ・5-ASA製剤 　ペンタサ®顆粒/錠 　サラゾピリン錠® 　（大腸病変） ・アザチオプリン ・6-MP* **栄養療法** ・経腸栄養療法 ※薬物療法との併用も 　可

＊：現在保険適応には含まれていない

※（治療原則）内科治療への反応性や薬物による副作用あるいは合併症などに注意し、必要に応じて専門家の意見を聞き、外科治療のタイミングなどを誤らないようにする。薬用量や治療の使い分け、小児や外科治療など詳細は文献1を参照のこと。

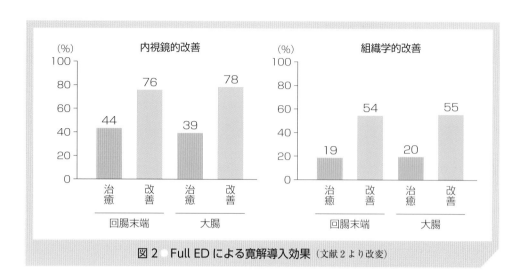

図2 ● Full ED による寛解導入効果（文献2より改変）

初期から「top-down」といって、強い治療からの開始が推奨されますが、リスクが低い場合は、「step-up（弱い治療から）」、もしくは「accelerated step-up（早めに治療法を強化する方法）」をとります。

クローン病の栄養療法・管理

　クローン病患者の65～78％に体重減少が、25～80％に低アルブミン血症が認められるとされています。食事抗原の刺激により炎症が誘発される疾患であるため、栄養療法はどの病型に対しても大なり小なり効果は期待できますが、とくに小腸型に対しては治療効果が期待できます。慢性の低栄養状態であることが多く飢餓状態に近いため、急激な糖質負荷は危険とされています。小腸に病変がある場合は、糖質、たんぱく質、とくに脂質の吸収が阻害されていることが多く、ビタミン、ミネラルやセレン、亜鉛などの微量元素の欠乏にも注意が必要です。

　経腸栄養剤による栄養療法は中等症以上で適応（表2）とされています[1]。活動期には、腸管の安静を図りつつ栄養状態を改善するために、低脂肪、低残渣、低刺激、高たんぱく食が基本となります。とくに狭窄病変がある場合は、厳密に繊維食を避ける必要があります。小腸に病変のある中等症以上の症例では、治療として成分栄養剤（エレンタール®配合内用剤）や消化態栄養剤（ラコール®NF配合経腸用液、ツインラ

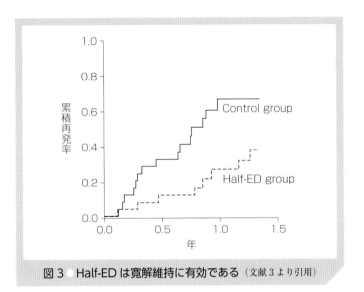

図3 ● Half-ED は寛解維持に有効である（文献3より引用）

イン®NF配合経腸用液など）を検討します。おもに食事抗原による炎症を減らすことと、効率的な栄養補給を目的として使用します。実際に、成分栄養の治療効果については文献的に示され、すべての食事を成分栄養剤（ED）とした場合（full ED）の寛解導入効果（図2）[2]、および半分量（900kcal/日）を成分栄養剤とした場合（half-ED）の寛解維持効果（図3）[3] がそれぞれ示されています。また、インフリキシマブ（IFX）という治療薬を使用中に、約30％の症例で治療効果の低下（二次無効）が起こりうるのですが、成分栄養剤の併用により二次無効を予防する効果（図4）[4] が示されています。そして、クローン病で問題となる頻回の術後再発に関しても、術後再発率を低下させた（図5）[5] というデータが出ています。

クローン病の合併症

腸管ダメージの進行により、狭窄、腸閉塞、消化管穿孔、瘻孔（内瘻‐腸管腸管瘻・腸管膀胱瘻など、外瘻‐腸管皮膚瘻・痔瘻）、膿瘍（腹腔内膿瘍、後腹膜膿瘍、肛門周囲膿瘍など）、大量出血、中毒性巨大結腸症など外科治療を要する合併症があります。くり返す腸管切除により短腸症候群を来す可能性があります。また、小児の場合は成長障害などが認められます。

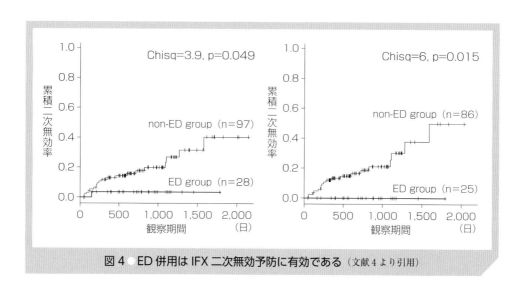

図4 ● ED併用はIFX二次無効予防に有効である（文献4より引用）

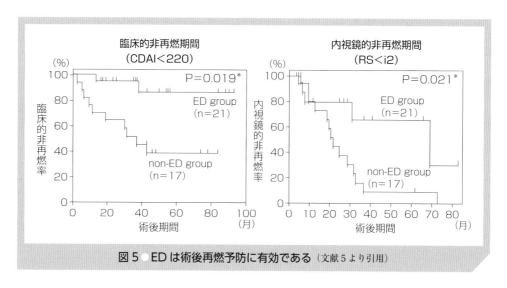

図5 ● EDは術後再燃予防に有効である（文献5より引用）

クローン病患者の栄養指導時に伝えてほしいこと

　生活スタイルに合わせた継続可能な栄養療法を、患者と話し合ってほしいと思います。たとえば、コンビニエンスストアを利用する人はどのような商品を選べばよいかや、成分栄養剤を多く内服できなくても、脂質の多い食事の前後や疲れているとき、腹部膨満感があるときなどに使用すればよいなど、食事のことがストレスになりすぎ

ないように指導してほしいと思います。狭窄がある人には、繊維質（とくに海藻類・きのこ類）を絶対に摂取しないようにかならず伝えてください。

引用・参考文献

1）「難治性炎症性腸管障害に関する調査研究」（鈴木班）. 潰瘍性大腸炎・クローン病診断基準・治療指針. 令和元年度改定版. 2020, 60p.

2）Yamamoto, T. et al. Impact of elemental diet on mucosal inflammation in patients with active Crohn's disease : cytokine production and endoscopic and histological findings. Inflamm. Bowel. Dis. 11（6）, 2005, 580-8.

3）Takagi, S. et al. Effectiveness of an 'half elemental diet' as maintenance therapy for Crohn's disease : A randomized-controlled trial. Aliment. Pharmacol. Ther. 24（9）, 2006, 1333-40.

4）Kamata, N. et al. Efficacy of concomitant elemental diet therapy in scheduled infliximab therapy in patients with Crohn's disease to prevent loss of response. Dig. Dis. Sci. 60（5）, 2015, 1382-8.

5）Ohara, N. et al. Adherence to an elemental diet for preventing postoperative recurrence of Crohn's disease. Surg. Today. 47（12）, 2017, 1519-25.

11

肝硬変

えんどう・りゅうじん
遠藤龍人 ● 岩手医科大学看護専門基礎講座教授

肝硬変の病態生理

　肝炎は、肝障害が持続する期間により急性と慢性（肝障害の6ヵ月以上の持続）に大別され、肝細胞の壊死・脱落が長期におよぶと肝小葉構造がくずれ、広範な線維化と再生結節（偽小葉）を生じ、肝障害の終末像である肝硬変に至ります。

　臨床的には、代償性肝硬変と非代償性肝硬変に分類されます。肝臓は1kg以上の大きな臓器で、予備力が大きく、生命を維持するための最低限の必要量は、標準肝重量の約35〜40%とされています[1]。そのため、残存する肝細胞や再生肝細胞が十分に存在している代償期の多くは、無症状か軽度の全身倦怠感、食欲不振、皮膚瘙痒感などを有するのみです。一方、肝機能不全が進行して非代償期になると、肝不全症状（黄疸、浮腫、出血傾向、肝性脳症など）や門脈圧亢進症状（腹水、胃・食道静脈瘤の破裂など）を来すようになります。また、身体所見として、筋萎縮、クモ状血管腫、手掌紅斑、女性化乳房、腹壁静脈の怒張なども認められます。病態を正確に把握するためには、得られた所見が肝細胞機能の低下によるものか、門脈圧亢進に伴うものかを分けて考え、血液検査成績や画像所見も踏まえながら総合的に吟味することが大切です（表1）。

　肝臓は糖質、たんぱく質、脂質のエネルギー産生栄養素のみならず、ビタミン、ミネラルなどすべての栄養素の代謝における中心的臓器であるため、肝硬変患者では肝細胞機能障害の程度に応じてさまざまな栄養代謝異常を来します。とくにたんぱく質・エネルギー低栄養（protein-energy malnutrition；PEM）が特徴的であり[2]、安

表1 ◉ 肝硬変の特徴的な兆候・所見とその機序

肝細胞障害による兆候	機序
黄疸、胆汁うっ滞	ビリルビン代謝、胆汁排泄
低アルブミン血症・腹水	蛋白合成
出血傾向	蛋白合成
肝性脳症・高アンモニア血症	解毒機能
肝性口臭	解毒機能
低血糖	合成能
手掌紅斑、クモ状血管腫	性ホルモン代謝
性腺萎縮、女性化乳房	性ホルモン代謝
体重減少、筋萎縮、サルコペニア	栄養代謝
おもに肝硬変による門脈圧亢進症状	機序
腹水	門脈圧亢進、低アルブミン血症
脾腫、食道静脈瘤	門脈圧亢進
痔核、腹壁静脈怒張	門脈圧亢進

静時エネルギー消費量の増加や糖質の貯蔵量の低下により早朝空腹時の糖質利用が低下するほか（エネルギー代謝異常）、低アルブミン血症、アミノ酸インバランス、高アンモニア血症、負の窒素平衡（たんぱく・アミノ酸代謝異常）が病態の進行とともに顕著になるため、患者の生活の質（quality of life；QOL）は著しく低下します。一方で、BMI $\geqq 25\mathrm{kg/m^2}$ の肥満患者が約30％存在し、インスリン抵抗性による肝発がんリスクの上昇が指摘されています。

　また、筋量と筋力の進行性かつ全身性の減少を特徴とした症候群として、サルコペニアの概念が提唱されています。肝硬変においても、患者の高齢化と相まってサルコペニアが日常生活動作（activities of daily living；ADL）の低下や生命予後に関連することが明らかにされています。

表2 ● 肝硬変の重症度分類 （Child-Pugh 分類）

因子	1点	2点	3点
血清ビリルビン （mg/dL）	＜ 2.0	2.0 〜 3.0	＞ 3.0
血清アルブミン （g/dL）	＞ 3.5	2.8 〜 3.5	＜ 2.8
プロトロンビン時間 （%）	＞ 80%	50 〜 80%	＜ 50%
腹水	なし	少量	中等量
脳症	なし	軽度 （Ⅰ〜Ⅱ）	昏睡 （Ⅲ以上）

総合評価はグレードA：5〜6点、B：7〜9点、C：10〜15点として判定

肝硬変の診断

　肝硬変は形態的な診断名であり、確定診断には肝生検による病理組織所見（びまん性の線維化と再生結節の形成）が必要です。組織所見が得られなくても、典型例では血液生化学検査や画像検査より診断が可能です。

　末梢血液像では、汎血球減少（とくに血小板数の低下）、膠質反応および γ - グロブリンの増加、血清アルブミンやコレステロールの低下、血清トランスアミナーゼの軽度上昇（AST ＞ ALT）、血清ビリルビンの増加、肝線維化マーカー（ヒアルロン酸、Ⅳ型コラーゲン、M2BPGi）の高値などを示します。また、アミノ酸インバランスとして分岐鎖アミノ酸（branched chain amino acids：BCAA）の減少と芳香族アミノ酸（aromatic amino acid：AAA）であるフェニルアラニン（Phe）、チロシン（Tyr）の増加がみられ、フィッシャー比（BCAA/AAA）やBTR（BCAA/Tyr）は低下します。

　近年では、肝の線維化やかたさを、超音波などを用いて非侵襲的に計測する方法が開発され、肝生検に代わる肝線維化診断法としての評価がすすめられています。

　栄養代謝異常や肝硬変の病態を的確に把握するためには、主観的包括的評価（subjective global assessment：SGA）と、上述した客観的栄養評価（objective data assessment：ODA）を行うとともに、Child-Pugh分類（表2）により肝硬変の重症度を判定することが重要です（図）。用いられている変数は、肝細胞機能低下や門脈圧亢進を反映する代表的な症候と検査値であり、これらを総合したスコアからグレード

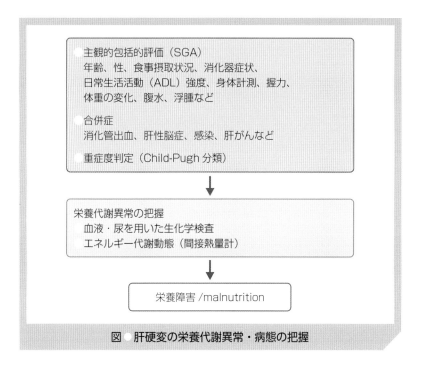

図 ● 肝硬変の栄養代謝異常・病態の把握

A、B、Cの3段階に分類し、それぞれ「代償性」「有意な機能低下」「非代償性」とみなすことができます。

肝硬変の治療

　抗ウイルス療法の進歩により、代償期のウイルス性肝硬変ではウイルス駆除により肝線維化の改善が得られることが多くなってきました。しかし、非代償期では不可逆性であることが多いため、肝硬変の原因に対する治療よりも肝不全症状や門脈圧亢進症状に留意した患者の観察が重要になります。

　炎症の持続が肝予備能の低下につながると考えられる例では、肝炎沈静化の目的でウルソデオキシコール酸やグリチルリチン製剤などの肝庇護剤を投与します。ウイルス性では抗ウイルス療法（核酸アナログ製剤や直接作用型抗ウイルス薬など）が試みられます。

　非代償期で腹水・浮腫を認める例では、食塩制限（5～7g/日）と利尿薬（カリウ

ム保持性利尿薬やループ利尿薬、バソプレシンV_2受容体拮抗薬）を投与し、不応例にはアルブミン製剤を輸注します。肝性脳症には便秘などの誘因除去、合成2糖類（ラクツロース、ラクチトール水和物）や腸管難吸収性抗菌薬（リファキシミン）を投与して、腸管内におけるアンモニア産生を抑制します。また、吐血・下血時には緊急内視鏡を施行して出血源を確認し、食道・胃静脈瘤からの出血の場合には内視鏡的硬化療法あるいは結紮術を行います。

肝硬変の栄養療法・管理

栄養療法を行うにあたっては、臨床病期（代償性あるいは非代償性）や重症度、肝性脳症の有無とその程度（昏睡度）、門脈大循環短絡路（側副血行路）、糖尿病合併の有無などを把握し、身体計測、年齢、食習慣調査などを参考にして栄養ケアプランを作成します（表3）[3]。一般に、総エネルギー25〜35kcal/kg、たんぱく質1.0〜1.5g/kgという範囲で栄養療法を開始し、食事摂取調査などをとおして食欲、喫食率をはじめ、血糖、アンモニア値などを参考にしながら柔軟に修正していくというスタンスが大切です。

エネルギー代謝異常に対する対策

肝硬変では食後のグリコーゲン貯蔵量が十分ではなく、筋たんぱくを分解してアミノ酸から糖新生するため、骨格筋量が減少して窒素平衡は負に傾き、空腹時には体内脂肪を栄養素として利用する病態が生じています。とくに夕食から翌朝までのエネルギー供給が十分でないことから、200kcal程度の夜食やBCAA高含有の肝不全用経腸栄養剤の就寝前投与（就寝前補食［late evening snack；LES］）が推奨されています。LESを行う場合、今までの食事に200kcal程度のエネルギーを単純に上乗せすると、窒素負荷による肝性脳症をひき起こしたり、肥満や糖尿病の悪化をまねくこともあるため、あくまでも総エネルギー量のなかから分割することが大切です。

たんぱく・アミノ酸代謝異常に対する対策

BCAAは肝硬変の種々の合併症の発現を阻止し、生存率を改善させることが報告され、わが国をはじめ欧米のガイドラインでも本剤を積極的に用いることが推奨されて

表3 ● 肝発がん抑制を視野に入れた肝硬変の栄養療法ガイドライン（文献3より引用改変）

1.　栄養食事療法をはじめる前にすべきこと
①主観的包括的評価（SGA）とともに身体計測を行う ②臨床病期（代償性、非代償性）、肝の重症度（Child-Pugh分類）を評価する ③門脈大循環短絡路（側副血行路）の有無を確認する ④インスリン抵抗性や食後高血糖を含めて耐糖能異常を評価する ⑤酸化ストレス状態を評価する ⑥食事摂取調査を行う ⑦そのほか：間接熱量測定、亜鉛を含む微量元素測定などを行う
2.　栄養食事療法の実際
①エネルギー必要量 　厚生労働省「日本人の食事摂取基準」（生活活動強度別栄養所要量）を目安にして25～35kcal/kg（標準体重）/日 　ただし、耐糖能異常のある場合は25kcal/kg（標準体重）/日とする ②たんぱく質必要量 　たんぱく不耐症がない場合：1.0～1.5g/kg/日（BCAA顆粒を含む） 　たんぱく不耐症がある場合：0.5～0.7g/kg/日＋肝不全用経腸栄養剤 ③脂質必要量：脂質エネルギー比20～25％ ④食塩：6g/日以下、腹水・浮腫がある場合には5g/日以下 ⑤鉄分：血清フェリチン値が基準値以上の場合には7mg/日以下 ⑥そのほか：亜鉛の補充、ビタミンおよび食物繊維（野菜、果実、いも類）の適量摂取 ⑦分割食（1日4回）としての就寝前補食（LES）200kcal相当

います。BCAA製剤の適応は非代償性肝硬変ですが、その効果は重症度に左右されるため、重症度が進行していない非代償期（血清アルブミン値3.5g/dL以下、フィッシャー比1.8以下またはBTR 3.0以下）から投与する必要があります。

肝硬変の合併症

　食道・胃静脈瘤などの消化管出血や脳症極期は経口摂取が困難なことから、経静脈栄養によりBCAA輸液製剤（アミノレバン®、モリヘパミン®）の投与を行います。脳症覚醒後も、高アンモニア血症や軽度の脳症が出現するたんぱく不耐症の場合には、食事中のたんぱく質を0.5～0.7g/kgに制限し、不足分を肝不全用経腸栄養剤（アミノレバン®EN配合散、ヘパンED®配合内用剤）で補うことが必要です[4]。また、排便が1日2～3回程度みられるように、食物繊維が多い食品をとるように心がけます。

肝硬変患者の栄養指導時に伝えてほしいこと

　栄養指導にあたっては、個人のライフスタイルや食事調査に基づいて栄養食事指導を行うことが重要です。悪心などの腹部症状を伴う場合や腹水があるときには、1回の摂取量が減少している場合が多いため、分割食や市販の経腸栄養剤による経口的栄養補助（oral nutritional supplements；ONS）も選択肢の一つであることを伝えるとよいでしょう。

　また、患者により生活リズムはさまざまであるため、LESを指導する際には夕食後から朝食までの空腹時間を参考にしながら、摂取する量や時間を柔軟に修正していくことも大切です。さらに、肥満は発がんのリスクにもなることを説明し、過度の高エネルギー・高たんぱく食にならないように指導することも大切です。肝性脳症の既往やたんぱく不耐症のために低たんぱく食の指示がある場合には、その必要性について指導するとともに、BCAAの作用や肝不全用経腸栄養剤の必要性に関する理解も促しながら、栄養剤の調製方法についても説明します。

引用・参考文献

1）遠藤龍人．"肝臓"．消化・吸収・代謝と栄養素のすべてがわかるイラスト図鑑．ニュートリションケア2020年秋季増刊．大阪，メディカ出版，2020，30-3．
2）日本消化器病学会・日本肝臓学会編．"栄養療法"．肝硬変診療ガイドライン2020．改訂第3版．東京，南江堂，2020，16-24．
3）Suzuki, K. et al. Guidelines on nutritional management in Japanese patients with liver cirrhosis from the perspective of preventing hepatocellular carcinoma. Hepatol. Res. 42（7），2012, 621-6.
4）遠藤龍人ほか．"肝疾患"．キーワードでわかる臨床栄養 令和版：栄養で治す！基礎から実践まで．岡田晋吾編．東京，羊土社，2020，333-6．

12

低栄養

鈴木里彩（すずき・りさ） ● 東京医科歯科大学総合診療科特任助教

低栄養の病態生理

　低栄養は大きく2つの病態に分けられます。エネルギーの絶対的な摂取不足による飢餓関連低栄養と、疾患による消耗に起因する疾患関連低栄養です。疾患関連低栄養はさらに、感染症や外傷などに起因する急性疾患関連低栄養と、悪性腫瘍や慢性呼吸不全などに起因する慢性疾患関連低栄養に分けられます。実際には、急性疾患関連低栄養から慢性疾患関連低栄養に徐々に移行するケースや、飢餓関連低栄養と慢性疾患関連低栄養が合併しているケースもあります。本稿では、おもにエネルギー摂取不足による低栄養について解説します。

　栄養介入するにあたり、まずは低栄養に気づき、なぜ低栄養状態に至っているのかを考えることが出発点となります。ぜひ観察してほしいポイントと、介入の方法を表にまとめました。食事の準備や食事中の状況など、生活に根ざした事柄を医師の問診だけで把握するのは困難です。管理栄養士はもちろん、介護サービスを利用している患者では食事を用意する介護スタッフに食事内容を聞いたり、デイサービスの職員に食事中の様子や食事量を聞いたりと、多職種から豊富な情報を聞くことができます。低栄養の原因は、食事そのもののほかに、認知機能や口腔の状態、使用している薬剤、食事環境など多岐にわたることを覚えておいてください。

表 ● 低栄養患者の観察ポイントと介入方法

場面	観察ポイント	介入方法
食事の準備	買いものに行けるか、調理者は誰か	宅配サービスやホームヘルパーの導入
食事内容	食形態、内容（エネルギー・たんぱく質）	調理法、レトルト食品の利用
食事中の様子	姿勢：首は後傾していないか、足は地面についているか	ポジショニング指導
	誤嚥：むせ、食事中の息切れや痰がらみ	嚥下機能の評価
	道具：カトラリーは使えるか、皿は持てるか	介護用カトラリーの案内
	環境：食事の時間帯は適切か、孤食の影響はないか？	デイサービスなどの利用
摂食嚥下の5相	先行期：覚醒不良や認知症の影響はないか？	生活リズムの是正や認知機能の評価
	準備期：うまくかめているか？ 歯や義歯の問題はないか？	口腔の評価（歯科と協働）
	口腔期：送り込みできるか？ 頬や舌の痩せはないか？	嚥下機能評価（歯科と協働）
	咽頭期：嚥下反射や咳反射は保たれているか？	嚥下機能の評価、嚥下訓練
	食道期：飲み込むときのつかえ感や嘔吐はないか？	必要に応じて上部消化管内視鏡
身体状況	どの程度活動できているか？ フレイルはないか？	日常生活動作（activities of daily living；ADL）の評価とリハビリテーション
	味覚・嗅覚障害はないか？	味覚異常→亜鉛欠乏がないかチェック
	便通はよいか？	緩下薬の調整や消化管の精査
	栄養の吸収を阻害するような身体疾患（消化管疾患や悪液質）はないか？	病態について医師と相談
	食欲低下や嘔気の原因になる身体疾患（消化管疾患、高カルシウム血症や低ナトリウム血症、血糖コントロール不良、尿毒症など）はないか？	病態について医師と相談
薬剤	薬剤の副作用で食欲低下を来すものはないか？（抗精神病薬の内服や、血圧や血糖の下げすぎなど）	医師と協働して薬剤調整
	ポリファーマシーはないか？	医師・薬剤師と協働して薬剤調整

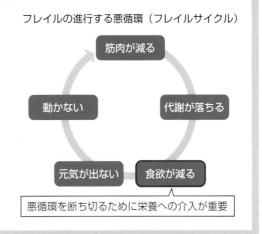

フレイルとは要介護状態と健康な状態の中間に位置する体の脆弱性が増した状態で、高齢者において注目されている。

診断基準（Fried の基準）
- 病的な体重減少
- 倦怠感
- 活動の低下
- 歩行速度の低下
- 握力の低下

3 項目でフレイル、
1 〜 2 項目でプレフレイル

フレイルの進行する悪循環（フレイルサイクル）

筋肉が減る

代謝が落ちる

食欲が減る

元気が出ない

動かない

悪循環を断ち切るために栄養への介入が重要

図 1 ● フレイルとフレイルサイクル

低栄養の診断

　もっとも重要なのは低栄養に気づき、見逃さないことです。スクリーニングツールとして mini nutritional assessment-short form（MNA®-SF）が知られています。食事量の減少、3 ヵ月で 3kg 以上の体重減少、自力で歩行できるかどうか、過去 3 ヵ月間の急性疾患、認知症や抑うつ、BMI を用いて、簡便に低栄養のスクリーニングができ、臨床の場面でも有用です[1]。

　さらに簡便な指標は体重の推移です。6 ヵ月で 5% 以上の意図しない体重減少は「病的な体重減少」と解釈されます。体重減少は、低栄養に至る原因の一つであるフレイル（**図 1**）のサインでもあります。

　血液検査指標では、血清アルブミン値の低下が代表的です。そのほかにリンパ球数の低下、血清コレステロール値の低下なども知られています。低栄養を疑ったときには、電解質やビタミン B 群、銅・亜鉛などの微量元素の評価を行い、特定の栄養素の欠乏症がないかを確認します。

低栄養の治療

栄養療法の目的は、いうまでもなく栄養状態、ひいては全身状態の改善です。不足している栄養を補う方法については後述しますので、このセクションでは栄養療法の適応について考えましょう。

人生（あるいは疾患）の終末期の段階では、ほとんどの人が計算上の目標量の栄養を充足できず低栄養状態となります。この段階で、体の状態に合わない無理な栄養投与をすると、喀痰の増加や浮腫の増悪をまねき、結果的に患者の生活の質（quality of life；QOL）を低下させかねません。終末期には、必要栄養摂取量をめざした栄養投与の必要はなく、栄養介入の目標は、口渇による不快感の軽減や本人の希望を叶えることとなります。嚥下機能が極端に低下した症例で、本人から経口摂取の希望がある場合は、肺炎や窒息のリスクについて、本人、家族、医療介護関係者とよく共有し、最善と思われる方法を関係者一丸となって決めていきます。意思決定支援（advance care planning；ACP）の一環です[2]。

適切な ACP を行うためにも、まずは栄養がとれない原因を評価し、栄養投与により全身状態の改善が見込める段階か判断しましょう。病院では慢性疾患や神経変性疾患を合併している人が多く、認知症や老衰の場合と比べ、終末期の判断がむずかしいです。悩ましい場合は、実際に人工的な栄養投与を試して患者の状態が改善するか評価することもあります。このような場面では、かかりつけ医の存在、すなわち複数の疾患や加齢の影響、社会的背景、経済状況などを鑑みて「一人の人」を総合的に診療する主治医の存在が重要になってきます。積極的に主治医とコミュニケーションをとり、栄養療法の目的を共有してください。

低栄養の栄養療法・管理

目標投与量の設定

年齢、性別、身体活動量と疾患活動性に応じて、管理栄養士とともに目標栄養量を計算します。Harris-Benedict の式などのほか、最新の『日本人の食事摂取基準（2020

年版）』では、「参照体重における基礎代謝量×体重（現体重もしくは理想体重）×身体活動量」で計算する方法が提示されています。極端に体重の低いケースでは別式がありますので、詳細は文献3を参照してください[3]。

投与法の検討

　目標投与量を設定したら、現在とれているエネルギーとのギャップをどのように埋めればよいかを考えます。摂取量の評価において、管理栄養士の面談・評価結果はとても重要です。問診だけではなく、患者本人や家族に、1日の食事を写真に撮ってきてもらうなどの工夫をすると、実際の摂取量を想定しやすくなります。

　200〜300kcal程度のギャップであれば、エンシュア・リキッド®やエネーボ®配合経腸用液などの医薬品栄養剤や、食品の栄養剤を用いて経口摂取量を増やすのが現実的です。味覚、嗜好、食べやすい形態、経済状況などを加味して、どのような食品で栄養を付加するかを決定します。ここではしばしば口腔機能や摂食嚥下機能を考慮する必要があり、言語聴覚士や歯科医師、歯科衛生士との協働も重要です。具体的な食品の選択については、160ページを参照してください。

人工的な栄養投与法の選択

　経口摂取の工夫をしても目標投与量に到達しない場合は、人工的な栄養投与法を選択します（図2）[4]。栄養投与の原則は「可能な限り腸管を使うこと」であり、腸管が使えないような消化管疾患（汎発性腹膜炎、腸閉塞、難治性嘔吐、麻痺性イレウス、難治性下痢、活動性の消化管出血）がない場合は経腸栄養を優先します。

　消化管が使えない場合、あるいは経口摂取や経腸栄養だけでは必要栄養量を充足できない場合は、静脈栄養を用います。1日500〜800kcal程度の少量の補充でよいか、ごく短期に腸管の使用が可能になると期待できる場合は末梢静脈栄養を、それ以外の場合、とくに適切な栄養療法のために高カロリー輸液の投与が必要な場合は中心静脈栄養を選択します。病状について主治医とよく相談して投与法を選択しましょう。

栄養療法のモニタリング

　栄養療法の開始・調整後は、現在の治療で栄養動態の改善が得られるかを評価します。数日〜1週間程度の短期的な経過は、アルブミンよりも半減期の短いトランスフェリン、トランスサイレチン、レチノール結合たんぱくなどのrapid turnover protein

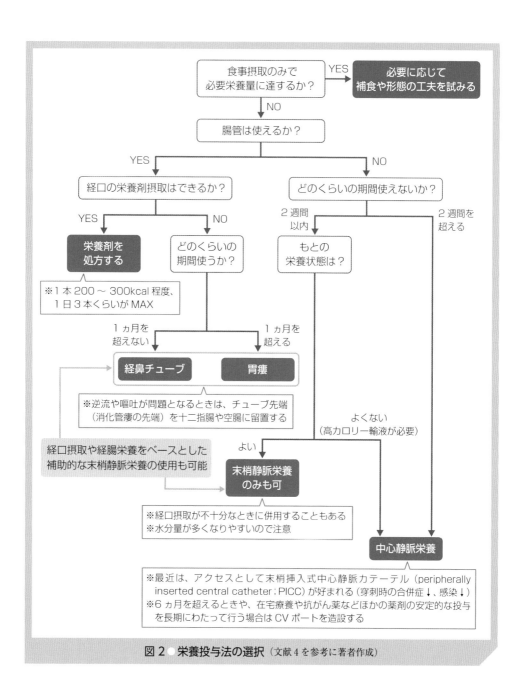

図2 ● 栄養投与法の選択（文献4を参考に著者作成）

（RTP）や、コリンエステラーゼといった血液生化学項目が上昇するかどうかで評価
します。週〜月単位の中期的指標には、体重・体組成、血清アルブミン値などの推移
を用います。改善傾向であれば現行の栄養療法を継続し、不十分な場合には、栄養状態
が改善しないほかの原因がないかを検討したうえで投与量や投与経路を見直します。

低栄養の合併症

　極度の低栄養の人では、リフィーディング症候群に注意しなければなりません。リフィーディング症候群とは、急激な栄養投与によって細胞代謝が亢進することで、血清カリウムやリンが消費され、心停止などにいたるリスクのある病態です。BMI ＜ 15kg/m^2、血清アルブミン値 2.0g/dL 以下など極度の低栄養が予想されるときは、現体重あたり 5 ～ 10kcal/kg/ 日などごく少量の栄養投与から開始し、カリウム・リン・マグネシウム値を頻回にモニタリングしながら数日ごとに増量します。医師がリフィーディング症候群のリスクを認識していない場合もあるので、注意してみてください。

　過栄養による合併症はおもに脂肪肝であり、血液検査上は肝酵素上昇がみられます。このような場合、一時的に栄養投与量を減らすか増量しないことで改善が期待できます。経腸栄養を開始後に嘔吐した場合は、まず嘔吐の原因となる疾患（電解質異常、頭蓋内疾患、上部消化管疾患や便秘など）の有無を医師に相談してください。胃からの逆流があるときは、栄養チューブの先端を空腸まですすめると解決することがあります。

　また、栄養が計算上過量でなくとも、喀痰が増加して誤嚥性肺炎が悪化したり、浮腫が増悪して皮膚トラブルにつながったりすることがあります。このように好ましくない兆候がみられた場合は、医師とも相談し、栄養療法自体の適応について見直しましょう。

低栄養患者の栄養指導時に伝えてほしいこと

　食事は生活の大きな要素であり、医学的な栄養療法の必要性と患者にとっての食事の意義はかならずしも一致しません。栄養指導を開始する前に、ぜひ患者自身の食事療法への考えや目標を聞いてみてください。

　指導のなかで、患者から経済状況や「力が入らず包丁が使えなくなってきた」「夫が亡くなって食事を準備するのが面倒になった」といった話が出ることもあるでしょう。まさに栄養療法の核となる情報ですが、こうした生活・心理面の変化について、

医師に伝えにくいという患者も多くいます。管理栄養士のみなさんが幅広い視点をもって医師と協働してくれたら、とても心強く思います。

引用・参考文献

1) Rubenstein, LZ. et al. Screening for undernutrition in geriatric practice : developing the short-form mini-nutritional assessment（MNA-SF）. J. Gerontol. A. Biol. Sci. Med. Sci. 56（6）, 2001, 366-72.
2) 日本老年医学会. 高齢者ケアの意思決定プロセスに関するガイドライン：人工的水分・栄養補給の導入を中心として.（https://www.jpn-geriat-soc.or.jp/proposal/pdf/jgs_ahn_gl_2012.pdf, 2021 年 2 月閲覧）.
3) 厚生労働省. 日本人の食事摂取基準（2020 年版）.（https://www.mhlw.go.jp/content/10904750/000586553.pdf, 2021 年 2 月閲覧）.
4) 日本静脈経腸栄養学会編. "栄養管理の重要性および栄養投与経路選択・管理の基準：栄養療法の種類と選択：栄養療法の選択基準". 静脈経腸栄養ガイドライン. 第 3 版. 東京, 照林社, 2013, 14-8.

第 2 章

食事療法と栄養指導の実際

1

2型糖尿病

関根里恵 ● 東京大学医学部附属病院病態栄養治療部副病態栄養治療部長

2型糖尿病患者の食事療法のポイント

食事療法の基本とエネルギー摂取量

　2型糖尿病の食事療法は、総エネルギー摂取量の適正化によってインスリン分泌不全を補助し、肥満を解消し、インスリン作用からみた需要と供給のバランスをとり、高血糖だけでなく糖尿病のさまざまな病態を是正することを目的としています。管理栄養士による食事療法の指導は、発症早期より実施し、その回数を増やすことで効果的な血糖コントロールの改善をもたらします[1]。

　適正な1日のエネルギー摂取量は、年齢、性別、身長、体重、日々の生活の過ごし方などによって個別に設定し、総エネルギー摂取量は、目標体重にエネルギー係数を乗じたものを目安とします。総死亡がもっとも低いBMIは年齢によって異なることから、目標体重には一定の幅があることに留意しなくてはなりません。とくに65歳以上の高齢者においては、サルコペニア・フレイルなどを考慮し設定します。2019年に改訂された『糖尿病診療ガイドライン2019』[2] では、糖尿病患者のエネルギー消費量のデータより、身体活動レベルと病態によるエネルギー係数が見直され、坐位中心の通勤、家事のエネルギー係数が、軽い労作から普通の労作（30〜35kcal/kg）に引き上げられています。

小児・思春期2型糖尿病

日本人の小児・思春期2型糖尿病の発症頻度は欧米白人と比べ高く、学校検尿・糖尿病検診での陽性率は小学生に比べ中学生で有意に高くなっています[3]。陽性者の80％以上が肥満を有し、体重コントロールが課題だといわれています。小児・思春期の食事療法の基本は、食事を制限するのではなく、正常な発育・発達、成長に十分な必要エネルギー量を確保しつつ、過剰なエネルギー摂取を控え適正な食事療法を実施することです。具体的には、肥満を伴う場合でも必要エネルギー量の90～95％は維持し、栄養バランスをととのえなければなりません。

三大栄養素のバランス

糖尿病の予防・管理のための、望ましいエネルギー産生栄養素比率を設定する明確なエビデンスはありません。このため栄養素のバランスは、健常人の平均摂取量に基づいて勘案します。2013年の『日本人の糖尿病の食事療法に関する日本糖尿病学会の提言』[4]では、炭水化物50～60％エネルギー比、たんぱく質20％エネルギー以下を目安とし、残りを脂質とします。脂質が25％エネルギーを超える場合は、多価不飽和脂肪酸を増やすなど脂肪酸の構成に配慮するとされています。また、炭水化物摂取量にかかわらず、食物繊維は20g/日以上とることを推奨しています。野菜300gには約10gの食物繊維が含まれているため、野菜を1日350g以上摂取しても、それだけで食物繊維20g/日を摂取することは困難とされています。目標量を充足させるためには、野菜のみならず米や麦などの穀物からも摂取することが大切です。

栄養素の摂取比率は、個人の嗜好や地域の食文化を反映しているため、個々の食習慣を尊重しながら、柔軟な対応をしなければなりません。

2型糖尿病患者の栄養指導で伝えるべきこと

栄養指導では、糖尿病治療の根本となるものは食事療法であり、どのような治療をしている人でもかならず行わなければならない治療であることを伝えます。血糖コントロールがよくなっても、食事療法が乱れてしまうとまた悪くなってしまいます。食事療法を長く継続するためには、個々の食事パターンに合わせた無理のない食事計画

を立案することが大切です。

　糖尿病の食事療法を円滑にすすめるためにも『糖尿病食事療法のための食品交換表　第7版』（以下『食品交換表』）の活用を推進します[5]。『食品交換表』は、むずかしいといわれる食事療法において、患者が指示された栄養量に見合った食事を、好みに応じて自由に献立できるよう作成されています。1965年の初版より①簡単で使いやすい、②いろいろな食習慣、環境の人が使える、③外食するときにも役立つ、④正しい食事の原則を理解するのに役立つ、というコンセプトのもとに数年ごとに改訂が行われています。

　現在活用されている第7版では、第5版で60％配分例のみであった各表の単位配分に、55％、50％の配分例が新たに示されています。炭水化物割合の選択は、合併症、肥満度、嗜好などを参考に主治医が指示します。炭水化物を制限すると相対的に脂質摂取量が増加する傾向がありますので、脂質異常症を合併した場合はとくに注意が必要です。また、炭水化物割合を指導する際は、インスリン量は炭水化物含有量のみに基づかないことや、高脂肪・高たんぱく質を含んだ食事は、食後3時間以上たってから遅延性の高血糖を来す可能性があることに注意します。

2型糖尿病患者がつまずきやすい点

　食事療法を実践する際に、患者は主食の適量の目分量は容易に理解できますが、主菜や副菜の適正量を把握することはむずかしく、つまずきやすい点だといえます。『食品交換表』では「表3」にあたりますが、魚介、水産練り製品、肉やその加工品、卵、チーズ、大豆製品など項目や食品数が多く、適正量も食品ごとに違います。表3の食品重量の違いは、食品中のたんぱく質と脂質の含有量の違いです。脂質は軽いので、1単位重量が多いものは脂質が少なく、たんぱく質が多いということを、写真や手ばかりなどを使用して指導することが大切です。

　甘いものを止められないという患者はめずらしくありません。菓子類は、少量でもエネルギー量、炭水化物、脂質が多く、血糖コントロールを乱す原因となるのみならず、肥満、高トリグリセライド血症の原因となります。一時的に菓子類を止めることができても、たまたまお菓子をもらった、家族の誕生日だったなどのちょっとしたことをきっかけに、間食の習慣が再開してしまうことは誰もが経験します。冒頭でも触

れましたが、食事療法は一生継続しなければなりません。一律の栄養指導ではなく、患者の多様な食行動を容認し、患者とともに解決策を考えていく姿勢がとても大切です。

2型糖尿病患者の栄養指導時に確認しておくべきこと

摂取エネルギー量と体重・体組成の変化

　肥満の是正が目的の場合、1ヵ月ごとの体重変化と聞きとった摂取エネルギー量とに矛盾がないかを確認し、運動療法の実施状況も併せて聴取します。食事療法と運動療法を開始すると、体重減少に伴い総エネルギー消費量が減少するため、時間経過に伴い体重減少の速度は漸減し、体重がそれ以上変化しない平衡状態になります[6]。患者の心構えとして、減量開始前に説明をしておきましょう。体重に変化がなくても、体組成（除脂肪量、体脂肪量）を測定することで体脂肪量や体脂肪率の変化を確認できます。患者のモチベーション維持のためにも、多角的に評価しましょう。注意すべき点として、体重に影響のある SGLT2 阻害薬や GLP-1 受容体作動薬[7]の服薬の有無についても忘れずに確認しましょう。

食事回数と食事時間

　わが国で増えている朝食欠食、遅い時間帯の夕食摂取といった食習慣は、肥満を助長し、血糖コントロール困難となります。日本人を対象とした研究では、交代制勤務（シフトワーカー）では有意な体重増加が認められており[8]、横断研究では動脈硬化リスクが高まる[9]ことが示されています。最新の研究では、10時間内に3回の食事をすませるという生活を2週間実施したところ、糖代謝や脂質代謝が改善し、3%の減量を達成できた[10]との報告があります。食事回数や食事時間を調整することで、血糖改善効果が期待できます。

＊　　　＊　　　＊

　2型糖尿病患者の多くは高齢化しています。糖尿病を発症してから数十年が経ち、いくつかの合併症を抱えている患者も少なくありません。食事計画を立案する際には、患者のアセスメントとともに患者の意向をしっかりと聞いて、個々のペースに合わせ

た実践可能な食事療法の目標を立案することが大切です。患者のつまずきを早期に予測し、失敗を恐れずに前向きに取り組めるよう、適度な距離を保ちながらサポートしましょう。

引用・参考文献

1）中川幸恵ほか. 2型糖尿病患者で観察される栄養指導効果に対する罹病期間並びに指導頻度の影響. 糖尿病. 57（11）, 2014, 813-9.
2）日本糖尿病学会編・著. 糖尿病診療ガイドライン2019. 東京, 南江堂, 2019, 446p.
3）Urakami, T. et al. Urine glucose screening program at schools in Japan to detect children with diabetes and its outcome-incidence and clinical characteristics of childhood type 2 diabetes in Japan. Pediatr. Res. 61（2）, 2007, 141-5.
4）日本糖尿病学会. 日本人の糖尿病の食事療法に関する日本糖尿病学会の提言.（http://www.jds.or.jp/modules/important/index.php?content_id=40, 2021年3月閲覧）.
5）日本糖尿病学会編・著. 糖尿病食事療法のための食品交換表 第7版. 日本糖尿病協会・文光堂, 2013, 132p.
6）日本肥満学会編. "治療と管理・指導：肥満症：運動療法". 肥満症診療ガイドライン2016. 東京, ライフサイエンス出版, 2016, 51-3.
7）Seino, Y. et al. Sodium-glucose cotransporter-2 inhibitor luseogliflozin added to glucagon-like peptide 1 receptor agonist liraglutide improves glycemic control with bodyweight and fat mass reductions in Japanese patients with type 2 diabetes : A 52-week, open-label, single-arm study. J. Diabetes Investig. 9（2）, 2018, 332-40.
8）Suwazono, Y. et al. A longitudinal study on the effect of shift work on weight gain in male Japanese workers. Obesity（Silver Spring）. 16（8）, 2008, 1887-93.
9）Uzhova, I. et al. The Importance of Breakfast in Atherosclerosis Disease: Insights From the PESA Study. J. Am. Coll. Cardiol. 70（15）, 2017, 1833-42.
10）Wilkinson, MJ. et al. Ten-Hour Time-Restricted Eating Reduces Weight, Blood Pressure, and Atherogenic Lipids in Patients with Metabolic Syndrome. Cell Metab. 31（1）, 2020, 92-104.

2

慢性腎臓病（CKDステージG3b期）

もりや・としこ
守屋淑子 ● 独立行政法人地域医療機能推進機構仙台病院栄養管理室栄養管理室長

CKD患者の食事療法のポイント

CKDステージG3b期の食事療法基準

　たんぱく質を制限することにより、慢性腎臓病の進行を抑制し腎代替療法の導入が遅延できる可能性があります。CKDステージG3b期では、さらなるたんぱく質制限（0.6～0.8g/kg標準体重/日）が必要です（**表1**）[1]。カリウム摂取量は2,000mg/日以下、食塩摂取量は6g/日未満にすることが推奨されています。エネルギー不足の状態が続くと栄養障害をまねきます。低たんぱく食事療法を安全に行うには、必要なエネルギーを十分に摂取する必要があります。表2のような、厳しいたんぱく質制限（0.6g/kg/日以下）食では、異化亢進をまねかないために、35kcal/kg/日以上のエネルギー摂取量を確保する必要性が示されています[2]。

必要なエネルギー摂取量の確保とたんぱく質制限の両立

　ほとんどの食品（はるさめ、かたくり粉、砂糖類、油脂類などを除く）がたんぱく質を含有しているため、通常の食品だけでは必要なエネルギーを確保しつつ、1日のたんぱく質量を順守することは困難です。食事療法を成功させるためには、腎疾患用の治療用特殊食品を上手に活用することが大切です。

でんぷん製品（米、もち、粉、めん類など）

　たんぱく質、リン、カリウムをほとんど含有していません。でんぷん独特の風味や

表1 ● CKD ステージ G3b 期に対する 1 日の食事療法基準（文献 1 を参考に作成）

●エネルギー：25 〜 35kcal/kg 標準体重[※1]
●たんぱく質：0.6 〜 0.8g/kg 標準体重
●食塩：3 〜 6g 未満[※2]
●カリウム：2,000mg 以下

※ 1　性別、年齢、合併症、身体活動度により異なる
※ 2　尿量、身体活動度、体格、栄養状態、透析間体重増加を考慮して適宜調整する

表2 ● CKD ステージ G3b 期のエネルギーおよびたんぱく質摂取量の算出例

身長（cm）	150	165	175
標準体重（kg）	49.5	59.9	67.4
エネルギー必要量（kcal/ 日）[※1]	1,733	2,097	2,359
たんぱく質必要量（g/ 日）[※2]	39.6	47.9	53.9
食塩（g/ 日）	6 未満		
カリウム（mg/ 日）	2,000 以下		

※ 1　標準体重（kg）× 35kcal
※ 2　標準体重（kg）× 0.6g

特性があるため料理方法には工夫や慣れが必要です。応用範囲が広く、おかずの素材としても使用できます。

たんぱく質調整用食品（米、ご飯、パン、めん類など）

たんぱく質を低減しています（通常食品比）。主食として用いると通常食品と同等のエネルギーが摂取できます。

低甘味ブドウ糖重合体製品（粉あめなど）

砂糖と同程度のエネルギーを有しますが、砂糖に比べて甘味が低いため大量摂取が可能です。エネルギー補給の目的で料理や飲みもの、菓子などに利用します。

中鎖脂肪酸油（medium chain triglyceride；MCT）

一般の油（長鎖脂肪酸油、long chain triglyceride：LCT）と比べて構成する脂肪酸の炭素鎖が短いため、消化・吸収がよくエネルギーになりやすいのが特徴です。液体や粉末タイプがありますが、使いすぎると腹痛や下痢を生じることがあるので使用量には注意が必要です。エネルギーの補給目的で炒めものやドレッシング、菓子などに用いられます。

CKD 患者に栄養指導で伝えるべきこと

動物性たんぱく質比は 60％以上にする

　食品のたんぱく質の栄養価は化学的評価法（アミノ酸スコア）と生物学的評価法（生物価）に大別されます[3]。一般に、動物性たんぱく質は植物性たんぱく質に比べて必須アミノ酸が豊富で効率的に利用されやすいため、質が高いといわれています。

主食を通常食品からたんぱく質調整またはでんぷん製品に変更する利点

　肉、魚を通常食品使用時の 2 倍量に増やせるため、動物性たんぱく質からのエネルギー摂取量が増加し、患者の食事満足度が向上します。また、良質のたんぱく質が摂取できます。動物性たんぱく質は、筋合成に重要なロイシン含有量が多く、植物性たんぱく質にほとんど含まれない栄養素（ヘム鉄、亜鉛、ビタミン B12）を含有しています。表 3 にたんぱく質摂取量 40g/ 日の食糧構成表を示します。

献立を工夫しておいしく食べる 4 つの方法

①肉の野菜巻き、焼き鳥（ねぎ、しいたけ）のように、野菜やきのこを組み合わせることでボリュームを増やせます。

②串揚げ（たまねぎ、ピーマン）、かき揚げなどの揚げものも適量であればおいしく食べられます。

③見た目を少しでも多くみせるには、骨つき肉や尾頭つきの魚などがおすすめです。同じ 30g でも、有頭えびフライは魚切身（1/2 切）に比べて豪華にみえます。

④肉は脂肪の少ない部位（赤肉、鶏ささ身、むね肉など）よりも適度に脂身のある部位（霜降り、鶏もも、豚ロースなど）がおすすめです。低たんぱく食では肉の摂取量が限られるため、飽和脂肪酸の過剰摂取をまねく可能性はほとんどありません。魚も脂っぽい魚のほうが高エネルギーで比較的たんぱく質が少ないです。

これならできる減塩ライフ

　食塩含有量の少ない調味料に変更するだけで簡単に減塩することができます（表 4）。また、泡スプレーなどで食材の表面に減塩しょうゆが付着するように工夫すると

表3 ● 食糧構成表（例：エネルギー 2,000kcal/ 日、たんぱく質 40g/ 日、カリウム 2,000mg 以下）

種類		通常食品		たんぱく質調整	調理例など
主食	ご飯	540g		540g	180g×3 食
	焼きのり	1g		1g	おにぎり、のりまき
主菜	卵類	50g		50g	鶏卵 50g（M サイズ 1 個）
	肉類	30g	→	60g	例：豚うす切り 30g（1/2 枚）→60g（1 枚）
	魚介類	30g	→	60g	例：切身 30g（1/2 切）→60g（1 切）
副菜	野菜類	300g		300g	炒めもの
	かたくり粉・でんぷん小麦粉	15g		15g	あんかけ、揚げもの
	いも類	60g		60g	コロッケ
	植物油	25g	→	15g	炒めもの、揚げもの、あんかけ
	ドレッシング（例：フレンチ）	15g		15g	サラダ
	米酢	20g		20g	酢のもの
	車糖・上白糖	10g		10g	
くだもの類		カリウム含有量			カリウム含有量 200mg のくだもの例
		200mg		200mg	バナナ 55g(中 1/2 本)、いちご 120g（中 6 粒）、りんご 170g（中 1/2 個）
動物性たんぱく質比 脂質エネルギー比		44.0% 24.6%	→	74.5% 25.5%	
エネルギー摂取量（kcal/ 日）不足しているエネルギー（kcal/ 日）		1,600 −400		1,800 −200	腎疾患用の治療用特殊食品で補給する

効果的に塩味を味わうことができます。ご飯がすすむ 1 品として、減塩タイプのごま塩、のりつくだ煮、漬けもの、梅干しなどもおすすめです。なお、うまみ調味料やみりん風調味料にもグルタミン酸ナトリウムが含まれているので、注意が必要です。調理済み食品を利用するときは、栄養成分表示を確認して選ぶように指導しましょう。ナトリウム（mg）で表記されている場合は、以下の式により食塩に換算します。

● 食塩相当量（g）＝ナトリウム（mg）× 2.54 ÷ 1,000

表4 ● 調味料 6g に含まれる食塩含有量（g）

食品名	食塩相当量（g）		食品名
こいくちしょうゆ	0.9	0.4	減塩しょうゆ
赤色辛みそ	0.8	0.4	減塩みそ
		0.4	白みそ
ウスターソース	0.5	0.3	中濃ソース
トマトケチャップ	0.2	0	トマトピューレ
しょうゆドレッシング	0.4	0.1	マヨネーズ

塩味以外の味を楽しもう

うま味、辛味、香味、酸味をいかした味つけにすることで、料理をおいしく食べることができます（図1）。

エネルギーとたんぱく質摂取量を把握する [4]

最低限、魚、肉、大豆製品、牛乳などは計量し、食事記録をつける習慣を身につけるよう指導します。たんぱく質や食塩摂取量を正確に把握するためには、24時間蓄尿法が有効です [5]。

- たんぱく質摂取量（g/ 日）＝（1 日尿中尿素窒素排泄量 [mg/dL]/100 × 尿量 [L] ＋ 0.031 × 体重 [kg]）× 6.25 ＋ 尿蛋白量（mg/dL）
- 食塩摂取量（g/ 日）＝ 尿中ナトリウム（mEq/L）× 尿量（L）/17

CKD 患者がつまずきやすい点

「主食は、通常のご飯を減らして食べています」

たんぱく質摂取量を減らすために、主食である穀類の摂取量を減らすとたんぱく質と同時にエネルギーも減ってしまいます。たとえば、1 食あたりのご飯を半分（180g → 90g）に減らすと 1 日で約 450kcal のエネルギーが不足する計算になります。

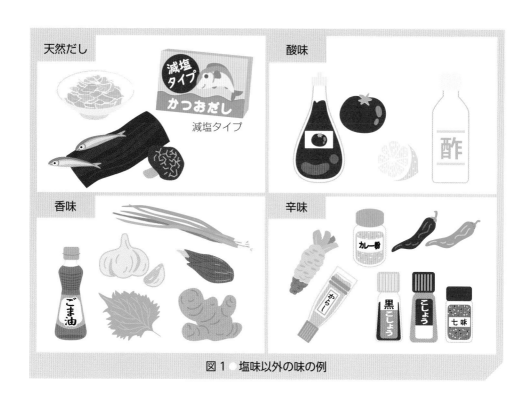

図1 ● 塩味以外の味の例

エネルギーを産生する栄養素（たんぱく質、脂質、炭水化物）のうち、低たんぱく食では、炭水化物と脂質でエネルギーを補う必要があります。しかし、炭水化物の供給源である主食を減らすと、揚げものなどの脂質で多量にエネルギーを摂取しなければならず、現実的ではありません。また、主食を減らすと高たんぱく食品である魚や肉料理を食べすぎてしまう可能性もあります。やむを得ない事情で、主食を通常の食品にする場合は、量を減らさずに1人前を食べるように指導したほうがよいでしょう。

「夕食は家族と同じ料理が食べたい」
「外食ができず人づきあいが悪くなった」

「腎臓にやさしい食事」と「楽しむための食事」とに分けて考えることで、たんぱく質摂取量を順守しつつ、外食や夕食を楽しむことができます。図2は、動物性たんぱく質を昼食は節約して夕食にまとめてとる献立例（1,900kcal/日、たんぱく質40g/日、食塩6.0g/日未満）です。

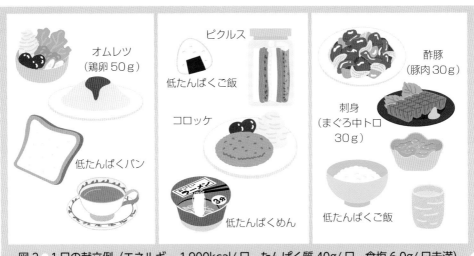

図2● 1日の献立例（エネルギー 1,900kcal/ 日、たんぱく質 40g/ 日、食塩 6.0g/ 日未満）

CKD 患者の栄養指導時に確認しておくべきこと

　食事記録や栄養評価により、患者が正しい方法で食事療法を実践できているかについて確認します。また、患者や家族の話より、食事療法を実行するうえでの問題点や疑問点の有無および内容を確認し、患者の事情や理解度に合わせた回答や解決案を提案します。エネルギー摂取量については体重の変化を観察することが重要です。体成分分析装置で定期的に筋肉量やむくみの有無を確認しておくと安心です。万一、低たんぱく食開始後に体重が減少する場合は、いったん食事療法を中止し、医師または管理栄養士に相談するように患者に伝えます。

引用・参考文献

1）日本腎臓学会. 慢性腎臓病に対する食事療法基準 2014 年版. 日本腎臓学会誌. 56（5）, 2014, 553-99.
2）Kopple, JD. et al. Effect of energy intake on nitrogen metabolism in nondialyzed patients with chronic renal failure. Kidney Int. 29（3）, 1986, 734-42.
3）佐藤弘恵ほか. たんぱく質の質と腎臓との関係：食事パターンも含めて. 日本腎臓学会誌. 61（5）, 2019, 563-73.
4）日本腎臓学会編. "栄養". エビデンスに基づく CKD 診療ガイドライン 2018. 東京, 東京医学社, 2018, 13-9.
5）出浦照國ほか. 24 時間蓄尿サンプルを用いた食塩摂取量およびたんぱく質摂取量の求め方. 診断と治療. 85（10）, 1997, 1747-52.

3

血液透析

もりや・としこ
守屋淑子 ● 独立行政法人地域医療機能推進機構仙台病院栄養管理室栄養管理室長

血液透析患者の食事療法のポイント

合併症の予防と必要なエネルギーを摂取する

　透析患者が元気で長生きするためには、合併症の予防と必要なエネルギーおよび栄養素を摂取して栄養状態を良好に保つことが重要です。

　週3回の血液透析療法で除去できる尿毒素、カリウム、リン、水分などには限りがあるため、飲食量を調節する必要があります。食事療法基準では、カリウム摂取量は2,000mg/日以下、食塩摂取量は6g/日未満、水分はできるだけ少なくすることが推奨されています（25ページ表参照）[1]。表1に食事療法基準に基づく算出例とエネルギー必要量別のご飯量を示しています。エネルギー必要量（kcal/日）は、年齢、性別、身体活動量などにより個人差があるため、ドライウエイト（kg）の経時的な変化を観察し、必要に応じて適宜調整する必要があります。エネルギー（炭水化物）の供給源であるご飯（精白米）は量に比してカリウムやリンの含有量が少なく、洗米方法など[2,3]でもリンが減らせるため透析患者にはおすすめの食品です（炭水化物制限のある患者は除く）。ご飯などの主食でエネルギー必要量の60％程度を摂取することで、エネルギー不足やカリウムやリンの過剰摂取を回避しやすくなります。減塩の梅干しを使用したおにぎりやのり巻き、カレー炒飯などは手軽に食べられる減塩メニューです。透析患者は、合併症や透析条件などさまざまな因子が影響し、たんぱく質・エネルギー消耗状態（protein-energy wasting；PEW）が生じやすい傾向にあります[4]。低

表 1 ● 透析患者の食事療法基準からの算出例とエネルギー必要量別ご飯量

身長（cm）	150	160	170
標準体重（kg）	49.5	56.3	63.6
エネルギー必要量[※1]（kcal/ 日）	1,485 〜 1,733	1,689 〜 1,970	1,908 〜 2,226
たんぱく質必要量[※2]（g/ 日）	44.6 〜 59.4	50.7 〜 67.6	57.2 〜 76.3
リン摂取量[※3]（mg/ 日）	669 〜 891	761 〜 1,014	858 〜 1,145
食塩（g/ 日）	6g 未満		
水分	できるだけ少なく		
カリウム（mg/ 日）	2,000 以下		
1 食あたりのご飯 目安量（g） エネルギー（kcal）	180 〜 200 302 〜 336	200 〜 230 336 〜 386	230 〜 260 386 〜 347

※1　標準体重（kg）× 30 〜 35kcal
※2　標準体重（kg）× 0.9 〜 1.2g
※3　たんぱく質必要量（g/ 日）× 15

栄養患者の早期発見のためには定期的な栄養評価が重要です[5, 6]。

必要なたんぱく質の摂取とリン管理の両立

リンは「有機リン」と「無機リン」に分類されます。たんぱく質と有機リンの摂取量は正の相関があり、たんぱく質1gあたりのリン含有量は15mg程度なので、リン摂取量は推定たんぱく質必要量（g/ 日）に15mgを乗じて計算します[1]。有機リンは卵、魚、肉、大豆、乳類に多く含まれており、リン / たんぱく質比（mg/g）が高い食品の摂取量に注意が必要です(牛乳、プロセスチーズなど)。無機リンは食品添加物として使用されており、たんぱく摂取量とは無関係です[1]（表2）。「有機リン」に比べて「無機リン」の生物学的利用率が高いため、最少限の摂取に抑えることがリン管理のポイントになります[1]（表3）。

体重管理（水分）と適正なドライウエイト保持との両立

透析間の体重増加率は、中1日ではドライウエイト（体液量が適正であるときの体重）の3%以下、中2日では6%以下が望ましいとされています。水分摂取には食塩摂取量が大きく関係しているため、減塩を徹底することで飲水量を抑えることができま

表2 ● 加工食品に含まれる食品添加物（無機リン）

加工食品名	食品添加物（無機リン）の用途
ハム、ソーセージ	結着剤、防腐剤
肉練り製品	保水剤
インスタントめん	かんすい（コシ、色づけ）
瓶詰、缶詰	PH調節剤
清涼飲料水	酸味料
ベーキングパウダー	膨張剤
プロセスチーズ	乳化剤

表3 ● リンの生物学的利用率（%）

リンの種別	供給源	生物学的利用率（%）
有機リン	動物性食品	40〜60%
	植物性食品	20〜40%
無機リン	食品添加物	100%

す。その際、減塩による食欲低下をまねかない工夫が重要です。食欲不振の患者のなかには、透析間の体重増加率が良好にみえる場合もあるので注意が必要です。

血液透析患者に栄養指導で伝えるべきこと

食事療法の目的や評価指標

　食事療法の目的や評価指標を患者（または家族）に理解してもらい、患者の自主性を引き出すことが大切です。

食事療法を実践するために必要な情報

　「ゆでこぼす」とリンやカリウムを減らせます。食品の栄養成分や組み合わせ、調理方法などの栄養に関する知識は欠かせません。たとえば、ウインナーをゆでると無機リンが、野菜をゆでるとカリウムが、ゆで汁へ溶出します。キャベツやレタスを生で食べたいときは、千切りにして水にさらすと切り口からカリウムが水に溶出し、量も多くみえます。また、インスタントめんのゆで汁を捨て、新たにポットのお湯でスープをつくると無機リンなどの食品添加物を減らすことができます。

表4 ● カリウム（K）を多く含む食品の代替食品

カリウムを多く含む食品	代替食品	カリウムを多く含む食品	代替食品
バナナ１本 (100g：K 360mg)	りんご小 1/2 個 (100g：K 120mg)	焼きいも中 1/2 個 (100g：K 540mg)	ドーナッツ (100g：K 79mg)
メロン 1/4 個 (100g：K 340mg)	みかん小２個 (100g：K 150mg)	とうもろこし (100g：K 290mg)	おにぎり (100g：K 31mg)
わかめ（乾燥） (3g：K 160mg)	焼きのり (3g：K 72mg)	トマトジュース (150g：K 390mg)	レモンティー (150g：K 20mg)
ひじき（ゆで） (100g：K 160mg)	もずく（塩抜き） (100g：K 2mg)	赤ワイン (100g：K 110mg)	日本酒 (100g：K 5mg)

表5 ● リン（Pi）を多く含む食品の代替食品

リンを多く含む食品	代替食品	リンを多く含む食品	代替食品
牛乳 (100g：Pi 93mg)	低リン乳 (125mL：Pi 54mg)	牛レバー (60g：Pi 198mg)	牛タン (60g：Pi 84mg)
ヨーグルト（加糖） (100g：Pi 100mg)	乳酸菌飲料 (100g：Pi 30mg)	いくら (60g：Pi 318mg)	かずのこ (60g：Pi 56mg)
プロセスチーズ (20g：Pi 146mg)	クリームチーズ (20g：Pi 17mg)	ししゃも (60g：Pi 216mg)	さけ (60g：Pi 144mg)
ウインナー２本 (40g：Pi 76mg)	ベーコン１枚 (20g：Pi 46mg)	ゆでそば (200g：Pi 160mg)	ゆでうどん (200g：Pi 36mg)

患者の嗜好に配慮した代替食品の提案

　患者個々の嗜好に配慮した代替食品や料理の提案により、患者の食事に対するストレスを軽減することができます。表4はカリウム、表5はリンを多く含む食品の代替例です。

「禁止」ではなく「賢く食べる」

　「食べる頻度」または「1回あたりの喫食量」を減らすことにより、どんな食べものも安心して食べることができます。たとえば、習慣であった毎朝のみそ汁を薫り高いお茶に変更し、みそ汁はご褒美としてたまに食べるといった方法です。または大好物の漬けものやつくだ煮はご飯のお供として少量食べるなど、あくまで「禁止」ではな

く「頻度や量を減らす」ことがポイントであることを伝えましょう。

患者の嗜好や状態に応じた栄養指導

　十分な自尿がある導入期の患者であれば、まず透析間の飲水量と体重増加量（率）を把握して、目標値内であれば現在の飲水量で問題がないことを伝えます。また、今後は自尿が少なくなる可能性が高いこと、現段階では減塩と飲水量の調節に徐々に慣れていけば大丈夫であることを伝えます。くだもの類が大好物である維持期の患者で、常日頃の血清カリウム値が目標値内であれば、現在、喫食しているくだもの量は問題ないことを伝えます。食生活面での問題がみつからない高リン血症の患者であれば、服薬状況を確認することで高リン血症が改善される場合もあります。

血液透析患者がつまずきやすい点

「週末は体重が増えるから食事を減らしている」

　体重増加（水分）のおもな原因が食塩の過剰摂取だという知識はあるものの、いざ実践となると食事量を減らしてしまう患者がいます。患者にとっては「減塩」よりも「食事」を減らすほうが、減らしたという実感が得られやすいのかもしれません。食事を減らした空腹感を飲みもので満たしている場合は、さらなる体重増加（水分）をまねく悪循環に陥ります。体重増加率の高い患者には、食生活の変化と体重増加率との関連をリアルタイムにくり返し説明することが重要です。

「何を食べたらよいのかわからない」「食べるのが怖くなった」

　透析通院時に複数の注意事項（体重増加と高リン血症など）を同時に指摘されると、患者は何を食べたらよいのか迷い、食べることに恐怖心を抱いてしまう場合が少なくありません。管理栄養士には、患者の食生活調査のみならず、身体計測値や検査値などを参考に食事面の課題を集約し、患者が優先すべき順番を考えて伝えることが求められます。筆者の経験により、表6に患者の食生活例と過剰摂取をまねきやすい栄養素などとの関連例を示しました。

表6 ● 血液透析患者の食習慣と過剰摂取をまねきやすい栄養素、水分の関連

血液透析患者の食生活、食習慣	過剰摂取をまねきやすい栄養素、水分				
	たんぱく質	リン	カリウム	食塩	水分
ご飯をあまり食べない		○	○	○	○
主菜（魚・肉・卵・大豆）のとりすぎ	○	○	○	○	○
焼きいも、干しいもなどのいも類をよく食べる			○		
フライドポテトをご飯の代わりに食べた			○	○	○
えだまめやとうもろこしをご飯の代わりに食べた		○	○		
スナック菓子をご飯の代わりに食べた		△	△	○	○
中食：チーズバーガー、ポテトフライ、コーラ		○	○	○	○
中食：ハンバーガー、オニオンポテトフライ、サイダー		△	△	○	○
外食：寿司、かつ丼、うなぎ丼、牛丼、焼き肉		○	○	○	○
料理の味つけは塩味中心である				○	○
料理にしょうゆをかけて食べる習慣がある				○	○
毎日、みそ汁を飲む習慣がある				○	○
漬けもの、つくだ煮をよく食べる				○	○
めん類（ラーメン、うどん、そば）をよく食べる				○	○
水分の多い料理（粥、シチュー、鍋ものなど）が多い				△	○
チーズトースト、ピザ、グラタンをよく食べる		○			
便秘予防のためにヨーグルトを食べている		○			
野菜ジュースを飲んでいる			○		△
便秘予防のため、食物繊維の多い玄米を食べている		○	○		
食べすぎを防ぐために生野菜をボウル1杯食べる			○		
バナナを食べている			○		
減塩のため、昆布だしを使っている			○		
赤ワインをよく飲む			○		△
たらこ、すじこ、いくらなどをよく食べる		○		○	○
ウインナー、ハム、かまぼこなどの加工品をよく食べる		○		○	○
即席めんをよく食べる		○		○	○
牛乳を水代わりに飲む		○	○		○

食習慣との関連：○かなりある、△少しある

血液透析患者の栄養指導時に確認しておくべきこと

　　血液透析中は循環器系への過負荷やブドウ糖とアミノ酸の喪失によりエネルギー消費量が増加します[7]。とくに、透析日に欠食する習慣のある患者は、エネルギーおよび栄養素の摂取不足が懸念されます。栄養指導時には、透析日と非透析日別に食事摂取状況を確認し、欠食がある場合はその理由に応じて、患者が実施可能な食事提案を行いましょう。

引用・参考文献

1）日本透析医学会. 慢性透析患者の食事療法基準. 日本透析医学会雑誌. 47（5）, 2014, 287-91.
2）上原由美ほか. 血液透析患者に対するリンおよびカリウム低減のための5回洗米食事療法の有効性と実用性の検討. 日本透析医学会雑誌. 48（7）, 2015, 423-9.
3）渡邉早苗ほか. 血液透析患者の主食としてのBG無洗米の有用性. 日本透析医学会雑誌. 39（6）, 2006, 1187-90.
4）神田英一郎. 透析患者の低栄養. 日本腎臓学会誌. 61（5）, 2019, 590-5.
5）日本透析医学会. 慢性透析患者における低栄養の評価法. 日本透析医学会雑誌. 52（6）, 2019, 319-25.
6）日本透析医学会. サルコペニア・フレイルを合併した透析期CKDの食事療法. 日本透析医学会雑誌. 52（7）, 2019, 397-9.
7）Ikizler, TA. et al. Increased energy expenditure in hemodialysis patients. J. Am. Soc. Nephrol. 7（12）, 1996, 2646-53.

MEMO

4

脂質異常症

たかぎ・ひとみ
髙木瞳 ● 大崎市民病院栄養管理部主任管理栄養士

脂質異常症患者の食事療法のポイント

　脂質異常症患者では、総エネルギー摂取量（kcal/ 日）を適正化し、適正体重（標準体重 [BMI] 22kg/m^2）の維持を目標とします。ただし高齢者でサルコペニアやフレイル、低栄養状態が懸念される患者の場合は、主治医とよく協議し、患者の病態を考慮して適正な栄養摂取量と目標体重を設定します。体脂肪、とくに内臓脂肪の減少は血清脂質の改善に有効であり、栄養指導時は体組成を測定して評価します。

　脂質エネルギー比率の適正化を図り、飽和脂肪酸、トランス脂肪酸の摂取を控え、n-3 系多価不飽和脂肪酸を増やします。脂質にも種類があり、脂質異常症の状態に合わせて控えるべき脂質と摂取すべき脂質があることを指導します。また、コレステロール摂取量の適正化を図ります。コレステロールを多く含む食品を説明し、適正量以内に抑えることができるよう、摂取頻度や 1 回あたりの摂取量を指導します。

　炭水化物エネルギー比率の適正化を図り、食物繊維の摂取量を増やします。食物繊維は、『日本人の食事摂取基準（2020 年版）』[1] より性別・年齢別に算定された目標量以上の摂取をめざします（図 1）[2]。

脂質異常症患者に栄養指導で伝えるべきこと

　いも類、くだものなどから摂取する炭水化物量も考慮して、1 食あたりの主食適正

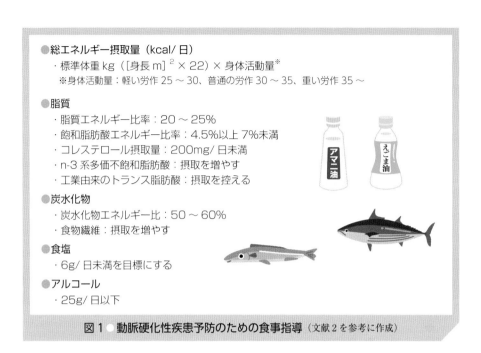

●総エネルギー摂取量（kcal/ 日）
　・標準体重 kg（[身長 m]^2 × 22）× 身体活動量※
　　※身体活動量：軽い労作 25 〜 30、普通の労作 30 〜 35、重い労作 35 〜

●脂質
　・脂質エネルギー比率：20 〜 25%
　・飽和脂肪酸エネルギー比率：4.5%以上 7%未満
　・コレステロール摂取量：200mg/ 日未満
　・n-3 系多価不飽和脂肪酸：摂取を増やす
　・工業由来のトランス脂肪酸：摂取を控える

●炭水化物
　・炭水化物エネルギー比：50 〜 60%
　・食物繊維：摂取を増やす

●食塩
　・6g/ 日未満を目標にする

●アルコール
　・25g/ 日以下

図 1 ● 動脈硬化性疾患予防のための食事指導（文献 2 を参考に作成）

量を指導します。菓子やジュース類などの砂糖を含む食品は摂取を控え、飲酒習慣がある場合はアルコール摂取を 25g/ 日以下に抑えるよう、適度な飲酒量の目安を指導します。肝機能障害などの合併症によっては、禁酒とする場合もあります。

　飽和脂肪酸はラード、牛脂、バターなどの動物性油脂に多く、これらは市販のカレールウやシチュールウ、レトルト食品、冷凍食品に使用されている場合があり、使用頻度に注意が必要です。肉類は赤身を選び、脂身や脂身を多く含むひき肉などを控えます。トランス脂肪酸はマーガリンやショートニングなどの加工油脂に多く、これを材料とする菓子パンや菓子類の摂取量にも同様に注意が必要です。n-3 系多価不飽和脂肪酸を多く含む魚（とくに青魚）や n-6 系脂肪酸を含む大豆製品は摂取頻度を増やすことをすすめます。調理油は、適正な 1 日総エネルギー摂取量内であれば一価不飽和脂肪酸を含むオリーブ油、べにばな油、なたね油、米油など、n-6 系多価不飽和脂肪酸を含む大豆油、ごま油などが適切です。n-3 系多価不飽和脂肪酸を含むアマニ油、しそ（えごま）油の使用もすすめられますが、これらは加熱調理には不向きであるため注意が必要です（図 2）。

　コレステロール吸収抑制効果や満腹感を得るために、野菜、海藻、きのこ、こんにゃく、山菜などを用いた副菜を 1 〜 2 品多くとることをすすめます。市販のカット野

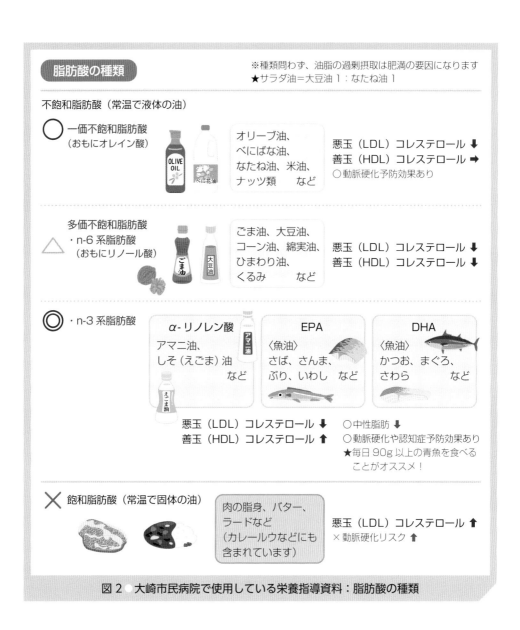

脂肪酸の種類

※種類問わず、油脂の過剰摂取は肥満の要因になります
★サラダ油＝大豆油 1：なたね油 1

不飽和脂肪酸（常温で液体の油）

○ 一価不飽和脂肪酸
（おもにオレイン酸）

オリーブ油、べにばな油、なたね油、米油、ナッツ類　など

悪玉（LDL）コレステロール ↓
善玉（HDL）コレステロール →
○動脈硬化予防効果あり

△ 多価不飽和脂肪酸
・n-6 系脂肪酸
（おもにリノール酸）

ごま油、大豆油、コーン油、綿実油、ひまわり油、くるみ　など

悪玉（LDL）コレステロール ↓
善玉（HDL）コレステロール ↓

◎ ・n-3 系脂肪酸

α-リノレン酸
アマニ油、しそ（えごま）油　など

EPA
〈魚油〉
さば、さんま、ぶり、いわし　など

DHA
〈魚油〉
かつお、まぐろ、さわら　など

悪玉（LDL）コレステロール ↓
善玉（HDL）コレステロール ↑

○中性脂肪 ↓
○動脈硬化や認知症予防効果あり
★毎日 90g 以上の青魚を食べることがオススメ！

✕ 飽和脂肪酸（常温で固体の油）

肉の脂身、バター、ラードなど
（カレールウなどにも含まれています）

悪玉（LDL）コレステロール ↑
✕動脈硬化リスク ↑

図 2 ● 大崎市民病院で使用している栄養指導資料：脂肪酸の種類

菜やサラダ、もずく、ところてん、刺身こんにゃくなどは調理手間も少なく手軽に献立へ組み込めるため、積極的に利用します。エネルギー摂取量を調整するために、味つけはノンオイルドレッシングやエネルギーカットマヨネーズ、ぽん酢しょうゆなど、低エネルギーのものをすすめます。

　卵やレバー、魚卵などコレステロールを多く含む食品の摂取量を制限します。とくに卵や魚卵は、弁当のおかずやおにぎりの具材として摂取する頻度が多い傾向があ

り、代替品を紹介するなど摂取頻度を減らす工夫が必要です。卵を使用した菓子類なども同様に控えるよう指導します。

　減量や体重維持のため、運動療法を積極的にすすめます。ただし心疾患、腎疾患、重症糖尿病などを合併し、医師より運動制限の指示がある場合は、運動療法は推奨されないため、指示を受けていないかどうかの確認が必要です。複数の病院へ通院している患者ではとくに注意しましょう。

脂質異常症患者がつまずきやすい点

食事の選び方

　高齢者や独居など毎日の自炊がむずかしい患者では、外食やテイクアウト、コンビニエンスストア（コンビニ）の弁当などの利用が多くなる傾向があります。自炊の頻度を増やし外食などの利用頻度を減らすよう指導することは大事ですが、一切外食を利用しない生活は現実的ではなく、よりよい外食の仕方について指導することも必要です。最近では外食やコンビニ弁当でも栄養成分を表示することが増え、店舗や食品ごとにまとめられた書籍も販売されているため、これらを積極的に活用しましょう。よく利用する店舗や料理を確認し、患者個々に合わせメニューの組み合わせ方や選び方をていねいに指導することが重要です。患者の嗜好や生活背景に配慮した指導を行うことで、食事療法を実践、継続しやすくなります。

間食習慣

　間食習慣がある患者では、間食頻度を減らすよう指導してもなかなか減らないことがあると思います。その場合は、今まで食べていた菓子類を適正量のくだものや乳製品、低エネルギー商品やノンシュガー商品などに置き換えることを提案します。週1回好きな菓子を1つ食べてよい「ご褒美デー」を決め、それ以外の日は間食しないなどメリハリをつけた行動目標を設定することも効果的です。また、ジュース類は「ペットボトル1本あたり砂糖○g」と提示することで、砂糖の過剰摂取に患者が自ら気づき、食生活改善に向けてすすんで行動を起こすこともあります。

サプリメント

　脂質異常症に限らず、テレビや健康教室などの情報から、体によいと考え特定の食品やサプリメントなどの使用をはじめる患者がいます。そのなかには合併疾患や内服薬との飲み合わせにより、利用を控えたほうがよいものもあるため注意が必要です。このとき患者の行動を「それは利用しないほうがよいものだから、やめてね」と否定してしまうと、患者のモチベーションを大きく損なうおそれがあります。患者は当然よかれと思って実践していますので、食事に興味をもち、積極的に食事療法へ取り組んでいることを認めることが大切です。そのうえで正しい食品の選び方や摂取頻度を指導し、食品の変更や中止を促しましょう。

運動療法

　運動療法は週3回以上の有酸素運動を主とし、運動強度は中強度（通常速度のウォーキングに相当）以上をすすめます。しかし、多忙で時間が確保できない患者も多く、その場合は日常生活での活動量や室内運動を増やすことが必要です。最初は患者自身が実践できそうと感じる運動内容に調節し、達成できたら徐々に運動強度と運動時間を増やします。成功体験を積み重ねることで自己効力感が高まり、運動療法を継続しやすくなると考えられます。運動療法を行う際は、脱水、熱中症、雪道での転倒などに注意するよう促しましょう。

脂質異常症患者の栄養指導時に確認しておくべきこと

　脂質異常症に限らず、栄養指導に訪れる患者は摂取量や頻度を過少申告する傾向があると考えられます[3]。「ときどき」「たまに」「少し」「小さめ」などの表現は、指導者と患者では受けとり方や印象が異なります。食事記録や聞きとりではフードモデルを活用し、フードモデルと見比べて今の摂取量はどれくらいなのか、頻度は週何回なのかなど、詳細に確認することが重要です。食事内容を写真撮影してもらうと、具体的な摂取量を把握することが容易になります。

引用・参考文献

1）伊藤貞嘉ほか監修.“炭水化物の食事摂取基準”.日本人の食事摂取基準（2020 年版）.東京, 第一出版, 2020, 165.
2）日本動脈硬化学会. 動脈硬化性疾患予防ガイドライン 2017 年版. 東京, 日本動脈硬化学会, 2017, 58.
3）伊藤貞嘉ほか監修.“エネルギー”. 前掲書 1）, 61.

5

胃がん術後

わかまつ・まいこ
若松麻衣子 ● 秋田大学医学部附属病院栄養管理部主任栄養士

胃がん術後患者の食事療法のポイント

　胃がん術後の栄養指導では、胃の機能を喪失した後の症状や体重減少を経験した患者に多く出会います。胃切除後に起こる障害は胃切除後症候群と呼ばれ、その発生率は 25 ～ 40％と報告されており[1]、消化管の適応力や食習慣、心理社会的要因などの影響が考えられています[2]。また、術後 1 ヵ月の体重減少率は胃全摘術で 10.7％、幽門側胃切除術では 8.8％と報告されており[3]、過度な体重減少が患者の生活の質（quality of life；QOL）に影響をおよぼすと考えられています。以上のことから、「患者個々の状態に合った食事内容」と「意図しない体重減少の予防」の 2 つのポイントに着目して、退院後の QOL を見据えた食事療法を提案していきます。

術式・治療方針・胃切除後症候群を理解（把握）する

　術式や胃切除後症候群の理解は、医師や医療スタッフとの情報共有に必要なだけでなく、患者が訴える症状の原因と対策を患者にわかりやすく伝えるために必要です。ステージごとの治療方針を確認し、退院後の支援方法をイメージしておきます。

必要な栄養量を確保する

　術後の体重減少や体組成の変化は、QOL の低下や術後合併症の発生率および補助化学療法の完遂にも影響することがわかっており[3, 4]、適切な栄養管理の重要性が示唆

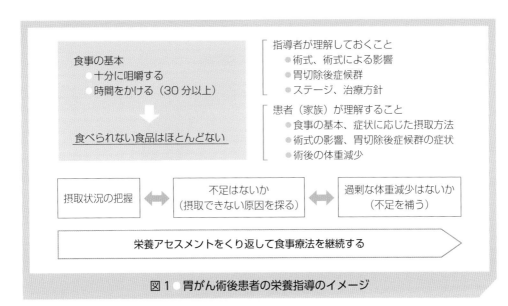

図1 ● 胃がん術後患者の栄養指導のイメージ

されています。症状に応じた摂取方法の習得とあわせて、必要な栄養量を確保することが重要です（図1）。

胃がん術後患者に栄養指導で伝えるべきこと

　術後は摂取方法に気をつける必要はありますが、おいしく食べることに変わりはありません。十分に咀嚼し食事に時間をかける方法で、摂取できない食品はないことをしっかりと伝えます。しかしながら、消化管の適応力や回復の状況にあわせて自己調節する必要があり、一人ひとり食事内容は違ってきます。患者には症状に応じた方法で不足がないように摂取する必要性を理解してもらい、個別性を踏まえて指導していくことが大切です。

　術後3ヵ月程度は、摂取方法の習得期間と考え、患者や家族（調理担当者）の納得のもとで量や種類を増やしていきます。ほとんどの患者に少量頻回食を推奨しますが、その間、栄養アセスメントをくり返し、栄養状態を評価して指導を継続していきます。胃がん術後の栄養指導において、食事の回数や消化のよい食品の選択については9割の病院が説明していましたが、栄養価の高い食品の選択については6割程度と

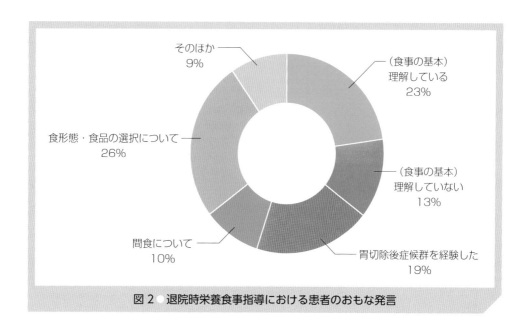

図2 ● 退院時栄養食事指導における患者のおもな発言

低率であったとの報告があり[5]、食品の選び方、摂取方法、量、栄養素などを具体的に伝えていく必要があると考えます。

　当院では、食事開始時に病棟看護師が食事のとり方を説明しています。管理栄養士は、術前と入院期間中（週1回と退院時）、退院してからの術後1ヵ月、6ヵ月、12ヵ月に栄養指導と体組成測定を行い、聴取した情報は医師や看護師と共有し、入院中の食事に反映しています。栄養指導における患者のおもな発言を示します（図2、3、表1）。

　術後1ヵ月の栄養指導では、入院中より多く食べられたと話す患者がいる一方、慎重に摂取することに重点がおかれ、摂取量が増えない患者もいます。また、食品の選択に悩み、摂取可能か否か食品一つひとつを確認してくる患者もいます。おおむねの目安を示すと安心感が得られるようですが、個別性があることを伝え、目安にとらわれすぎて栄養素バランスや摂取量に影響がおよばないよう注意します。

　術後6ヵ月の指導では、術前に近い生活スタイルに戻りつつある状況がうかがえます。筋力低下を自覚して意識的に体を動かすことに加え、サプリメントの利用や再開を検討する患者もおり、食事に影響しない方法を提案しています。

　術後12ヵ月の指導では、自分に合った摂取方法を習得して術前の活動量に近づいている患者がいる一方、はじめてダンピング症状を経験する患者もおり、食事の基本を

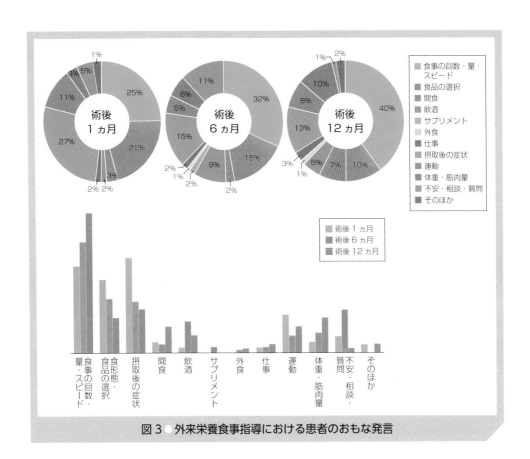

図3 ● 外来栄養食事指導における患者のおもな発言

再確認する場合があります。食事が増えて間食は必要なくなったと話す患者のなかには、術後早期の摂取パターン（主食控えめ）が続き、栄養量が不足している場合があるため注意します。

胃がん術後患者がつまずきやすい点

食事の量・食品の種類が増えない

術後早期に食後の不快症状を経験すると食事が怖くなり、摂取状況に影響することがあります。注意が必要な食品にこだわる傾向も要因となるようです。家族の不安が強く、本人が摂取したい食品を控えるケースもあります。

表 1 ● 外来栄養食事指導での患者のおもな発言（当院）

	術後 1 ヵ月	術後 6 ヵ月	術後 12 ヵ月
食事・回数・量など	・3 食＋間食している ・時間をかけている ・食べる量が増えた ・食欲はあるが食べられない ・副食の量が増えた、主食が増えない ・量を増やすと痛みが出そうで控えめにしている ・かまないし早食い（妻に注意される） ・早食いに戻った（入院中は意識できていた） ・入院時の 1/3 しか食べられない ・宅配弁当を利用している	・3 食＋間食している ・時間をかけている ・食べる量が増えた ・食欲がある、空腹感が出てきた ・食欲はあるが、半分ほどで腹いっぱいになる ・食欲はないが、調子はよい ・副食の量が増えた、主食は増えない ・術前の生活スタイルに戻った、食事時間が短くなった ・術前の量・内容で 70％ほどとれる ・早食いになることがある、早食いになった ・食事で気になることはない	・3 食＋間食している ・3 食でちょうどよい（間食していない） ・十分に食べられていると感じる ・元気、体調よい ・よくかむ、時間をかける食べ方が身についた ・腹 8 分目でちょうどよい ・術前と同じ量が食べられる ・好きなものが食べられる ・食事に気を使わなくなった ・慣れて早食いになった ・主食は少なめ、副食は多め ・活動する時間が増え食事時間が短くなった、1 食量が増えた ・空腹感がない
食形態・食品の選択	・主食：全粥、軟飯、米飯（30〜40g/食、50〜100g/食） ・来月から米飯にしようと思っている ・粥から米飯に移行中 ・まだ粥でよい ・煮魚など消化のよいものを食べている ・かたいものはまだ怖い ・トマトの皮や鶏肉の皮はまだ食べない ・カレーライスを食べたいが怖さもある ・きざんでいる、つぶしている ・油脂を控えている ・食物繊維の多い食品を食べるのが怖い ・（調理担当者：妻）食形態アップに対し不安強い ・かめるのだが、細かくしてもらったほうが安心する ・（退院後リンパ漏）脂質制限の指示	・主食：米飯（50g/食、75g/食、150g/食） ・めん類を食べた ・カレーライスを食べている ・寿司やカレーライスはまだ怖い ・きのこを食べた ・刺身を食べている ・揚げものはまだ怖い ・揚げもので不快症状なし ・ベーコン、アイスクリームを食べている ・やわらかい食事にしている ・食べてはいけない食品があるとの思いが強い ・術前の食形態に戻った、量は少ない	・主食：米飯（110g/食、150g/食） ・妻の配慮でやわらかいものを中心に食べている ・山菜、ごぼう、きのこは食べない、糸こんにゃく、ラーメンは食べている ・術前と同じ食形態、料理が食べられる
摂取後の症状	・ダンピング症状あった、苦しかった ・朝 4 時に胃の部分が痛み目が覚める ・バナナ 1 本食べたら 1 時間ほどムカムカした ・カレーパンを食べたらムカムカした ・食後の腹部膨満感 ・下痢、下痢のせいで活動量減った ・食べすぎると調子が悪い、トイレの回数増、吐いた、つらかった ・食後、すぐ横になり胸焼けを起こした ・冷たいものを食べて体調が悪くなった ・よくかまずに食べて体調が悪くなった ・便秘 ・甘い食べもので逆流症状あった ・つかえる感じが怖くて食べられない ・腸閉塞になった ・症状はない	・ダンピング症状があった ・生クリームをとったら調子が悪くなった ・食べすぎで下痢、落ち着いてきた ・下痢 ・便秘 ・おならがたいへん ・炭酸飲料は調子が悪くなる ・晩酌を再開してから食欲亢進、食べすぎて翌日腹が張る ・食後の食道のじりじり感 ・早食いで鎖骨に痛みがある ・食べてすぐ横になり逆流症状あった ・症状はない ・調子が悪くならない食事量をコントロールできるようになった	・ダンピング症状なのか、昼食後は腹の動きが活発になり、頭がぼーっとするため、仕事の日は昼食の時間をずらしている ・時々ひどい脱力感におそわれる、しばらくすると治る ・食べすぎて、下痢と意識喪失を経験した ・たまに下痢がある ・食べすぎで嘔吐ある ・便秘傾向 ・まだ、つかえ感ある ・油脂多めで下痢あったが今はない ・ダンピング症状なし
不安・相談・質問	・仕事復帰後は間食ができなくなる ・ダンピング症候群について再確認したい ・粥から米飯への切り替えのタイミングに悩んでいる ・ふだんから調理しない、市販食品を利用した内容を知りたい ・（間食）栄養補助食品の味が嗜好に合わない ・肉は食べてよいか ・疲労感が強い ・糖尿病：食事の順番を守ると野菜だけでお腹がいっぱい（栄養がつかない？）	・消化が悪い食品を避けると野菜不足に感じる ・栄養素バランスが悪いと感じる ・口内炎をくり返すようになった ・ふらつくようになった ・（術後 3 ヵ月：食事に不安あり栄養指導を希望） ・急激に体重が減った（→他科受診） ・調理が面倒、食形態や内容が変わらない（ずっとレトルト粥） ・体重が増えない、まだ体重は減るのか ・めん類：摂取してよいか、ラーメン食べてよいか ・いつから米飯に切り替えたらよいか ・不眠で就寝前に間食してしまう、夜間に逆流症状ある ・（独居）料理が単調で飽きてしまい摂取意欲が低下した	・（夏）足がつったり、こわばることがある（脱水の可能性） ・ビタミン B$_{12}$ 欠乏について知りたい

体重が減る・増えない

　摂取量が増えても体重が減っていく状況に不安を感じ、怖くて体重が量れないと訴える患者がいます。術後の体重推移については、術前や退院時の適切なタイミングでの説明や、退院後の根気強い説明が不安の軽減につながります。

体を動かさない・動かさなくなった

　摂取量の低下や体重減少を契機に意欲が低下して活動量が減少する患者や、体を動かすことがおっくうになり筋肉量が減少する患者がいます。サルコペニア予防の観点からも食事と運動療法を同時に行うことが大切です。

気の緩みや食事内容の変化

　食事に慣れて量やスピードに気を使わなくなり、術後しばらくしてから食後の不快な症状を経験することがあります。また、嗜好を優先した食事内容は栄養素バランスに影響する可能性があるため、摂取状況や理解度を評価して、問題があれば速やかに対処します。

仕事復帰や友人との会食

　仕事復帰後、食事時間が短くなり体調不良や体重減少を来す患者や、自分の食べ方が周囲に迷惑をかけているとの不安から会食を避ける患者がいます。下痢が心配で外出や外食を控える患者もおり、事前に職場や友人の理解を得るなどの環境整備が必要な場合があります。

糖尿病などの合併症がある場合

　野菜から食べるとその後の食事が入らないと相談されることがあります。摂取量が少ないうちは血糖や血圧は良好な場合が多く、術後の摂取方法を優先して症状の有無を確認しながら食べる順番を考えていくとよいでしょう。糖質への偏りなどの評価も必要です。

味覚の変化や化学療法施行など

　術後の味覚の変化（甘味を好む）や、少量頻回食の間食が菓子類に置き換わり、習

表 2 ● 胃がん術後患者への栄養指導時の質問例

事前に聴取しておく内容	食事スタイル（回数、時間、場所など）、調理担当者、嗜好、間食、アルコール、アレルギー、運動習慣など
栄養アセスメントに必要な項目	身長、体重、体重減少率、体組成、生化学的検査、食事摂取量、飲水量　など 評価ツール：GLIM、SGA、PNI など
食事	おいしく食べられていますか、味覚や嗜好の変化はありますか よくかんで食べていますか、食べるスピードはどうですか、食べた後に何か症状が出ることはありますか （主食・副食の形態、油や食物繊維の多い食品・香辛料の摂取状況）
口腔内環境	入れ歯（義歯）は合っていますか、かみづらさはないですか、口のなかの乾燥や痛み、口内炎はありませんか
飲水	水分はとっていますか（タイミング、種類、量など）、飲んだ後何か症状が出ることはありますか
間食について	間食はしていますか（タイミング、回数、種類、量など）、間食後の症状はありませんか
アルコール	お酒は飲んでいますか（回数、種類、量など）、お酒を飲んだ後に何か症状が出ることはありますか おかずと一緒に飲んでいますか
生活 （家族構成・環境など）	変化はありましたか、（変化によって）食事の時間・回数・量・種類は変わりましたか
仕事	（復帰後）食事のとり方（時間・スピード・回数・量・種類など）は変わりましたか
運動	体を動かしていますか、（汗をかく運動）タイミングよく水分は補給していますか（前後・途中） （運動後）低血糖の症状や体調不良はありませんか
摂取後の症状	不快な症状はありませんか、下痢や便秘はしていませんか、つらい症状はありませんか 症状によって食べる量が減ったり気分が落ち込んだりすることはありませんか
精神状態、そのほか	不安に思っていることはありませんか、気分が落ち込むことはありませんか （家族、調理担当者へ）不安に思っていることはありませんか

慣化したことで血糖値が上昇する患者がいます。また、術前後の化学療法による味覚障害や下痢、嘔吐などの症状から摂取量が減り、低栄養となる患者もいます。それぞれへの個別的な支援も必要です。

胃がん術後患者の栄養指導時に確認しておくべきこと

胃がん術後患者への質問例を**表2**に示します。事前にふだんの食生活に関する情報や術式などを確認しておくと、具体的な食事内容をイメージすることにつながります。また、随時、患者の理解度を確認し、誤った理解から摂取量が低下することを予防します。患者の不安を医師へ伝えることが患者の状態改善につながります。ていねいに聴取するほか、胃切除後症候群を評価するために開発された調査票[6]や施設独自の調査票を活用して、患者の不安を速やかに抽出できるようにしておきましょう。

＊ ＊ ＊

胃がん術後の栄養指導は、退院後の摂取状況とQOLに大きく影響します。このことに留意して、患者の食べる楽しみを奪わない、不安を与えない指導を心がけましょう。術前からのかかわりが重要であることは周知のとおりです。胃がん術前の栄養指導では、検査による絶食で体重が減少した患者や、化学療法による有害事象、摂食時の違和感、診断のショックから食思不振に陥っている患者をみかけます。また、「診断を受けてから消化によさそうなやわらかい食事に変えた」「きざんでいる」と話す患者もおり、入院時にすでに体重が減少していることもあります。肥満で減量が必要な場合を除き、術前に不要な体重減少を来すことがないよう、長期的な視点でかかわりを継続していきましょう。

引用・参考文献

1) 中田浩二. 胃切除後障害の今日的話題. 日本臨床外科学会雑誌. 77 (5), 2016, 1007-22.
2) 中田浩二. 日本消化器外科学会教育集会：胃切除後症候群の実際とその管理：総論. 日本消化器外科学会, (https://www.jsgs.or.jp/cgi-html/edudb/pdf/20101001.pdf, 2021年2月閲覧).
3) 吉川貴己ほか. 胃癌術後の体重／体組成変動とその意義. 外科と代謝・栄養. 49 (5), 2015, 205-9.
4) 松井亮太ほか. 胃癌術後の合併症に関わる因子の検討：身体栄養評価の重要性. 日本静脈経腸栄養学会雑誌. 33 (2), 2018, 747-52.
5) 岩澤亜希子ほか. 胃切除術前後における栄養管理と患者教育の実態. 日本病態栄養学会誌. 12 (1), 2009, 31-9.
6) 胃外科・術後障害研究会.「胃癌術後評価を考える」ワーキンググループ PGS 対応システム構築プロジェクト. PGS 検出シート ver.1.0.（https://www.jsgp.jp/index.php?page=about_pgsas, 2021年2月閲覧).

6

食道がん術後

早坂朋恵 ● 東北医科薬科大学病院栄養管理部管理栄養士長
（はやさか・ともえ）

食道がん術後患者の栄養指導で伝えるべきこと

食道がんの発生要因

　食道がんは、男女比が6:1と男性が圧倒的に多く発症しています。食道がんの発生原因として「習慣的な飲酒と喫煙」「熱い食べものを冷まさず飲み込む習慣がある」「栄養状態の低下や、くだもの・野菜の摂取不足によるビタミンの欠乏」が明らかになっています[1]。

　筆者がこれまでかかわった食道がん患者も、お酒が大好き、愛煙家、食事は酒のアテをつまむ程度、性格はわが道を行くタイプ（いわゆる偏屈）という特徴のある人がけっこう多いという印象です。もちろん、生活習慣に問題なく真摯に治療に向き合う患者もたくさんいるので、けっして先入観をもたずに本稿を読んでくださいね。

術前から患者にかかわり信頼関係を築いておく

　腫瘍を縮小させる目的で、術前に化学療法や放射線療法を施行するケースでは、治療の有害事象による味覚障害や倦怠感、悪心嘔吐、口腔粘膜炎などで食事はますます食べにくくなります。もともとのコミュニケーションがとりづらい性格に重ねて具合が悪い状態なので、なおさらベッドサイドに向かっても聞く耳をもたず、ぶっきらぼうに追い返されることがあります。このような経験のある人はいませんか？　筆者は数えきれないくらいあります。しかし、ここで辟易していては管理栄養士としてプロ

だとはいえません。

　そこで、自分自身の身に起こったこととして想像してみましょう。胃がんや大腸がんと比較して5年生存率が低い食道がんに罹患し、つらい治療、高額な医療費、働き盛りの年代の患者も多く、とても不安で心細く、鉛を飲み込んだような気持ちになることも理解できるでしょう。さあどうでしょう。患者の気持ちに共感し、優しい気持ちになれませんか？

　気を取り直してベッドサイドに向かい、「あなたのことを心配しています。応援したいのです」と誠意をもって伝えながら、食事の相談に臨みましょう。煩わしそうにしながらも、きっと心を開いてもらえ、良好な関係を築くことができるでしょう。

食道がん患者の食事療法のポイント

　食道がん患者の食事療法、栄養指導は段階ごとに異なります。本稿では当院の介入方法を示します。

手術前

「術前栄養＆リハビリ強化プログラム」の実施

　食道がんの手術適応となった患者のうち、高齢者や栄養不良のリスクのある患者は、消化器外科からがん治療支援科に紹介されます。外来で当院の術前栄養強化療法である「術前栄養＆リハビリ強化プログラム」の説明を行い、同意を得られた患者に実施します。「術前栄養＆リハビリ強化プログラム」とは、一般的には手術予定日の前日に入院して手術に臨むところを、手術予定日より1週間早く入院してもらい、医師、歯科医師、歯科衛生士、管理栄養士、作業療法士（OT）、理学療法士（PT）が協働でそれぞれの専門分野に介入することで、手術後の回復力を高め早期退院を可能とする目的で、2017年5月より開始しました（図）。

　具体的に管理栄養士は、患者の必要栄養量を算出し、現在の食事摂取状況を聴取して栄養不足がないか確認したうえで、適切な食事内容を提案しています。また、入院時から開始する免疫賦活栄養剤のインパクト®と、筋肉増加を目的としたリハビリテーション後にBCAAを摂取するために飲む、ロイシン含有栄養補助食品のリハたいむ®ゼリーについて説明しています。そして、InBody®と握力計を用いた身体計測も

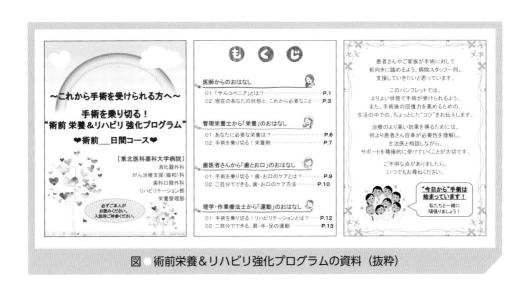

図 ● 術前栄養&リハビリ強化プログラムの資料（抜粋）

管理栄養士が担当しています。

　術前に化学放射線療法を行った後に手術をする患者のなかで、食道狭窄による通過障害を認め十分に経口摂取ができないケースでは、栄養状態の改善と化学放射線療法の完遂を目的に胃瘻造設を施行し、経腸栄養剤を投与することで必要栄養量を充足させます。通過障害の度合いによって、経腸栄養剤と経口摂取を併用して栄養確保をする患者もいます。どちらの場合も、治療により腫瘍が縮小して通過障害が改善したら、経口摂取状況に応じ、きめ細かく経腸栄養剤のボリューム調整を提案します。

入院後に確認しておくべきこと

　入院後は、必要栄養量が充足できているか、インパクト®やリハたいむ®ゼリーが飲めているか、看護師、OT、PTと情報共有しながら確認します。食事摂取量が不足している場合は、患者の嗜好や食道の通過状況などに応じ相談を行います。食形態の変更や、食事にMCTオイルやコラーゲンプロを付加するなどの対応を行い、必要栄養量が確保できるようにサポートしています。インパクト®については、事前に外来で、コーヒー味の1種類のみであることや、手術に臨むために必要な免疫能を増強する栄養剤であることを十分に説明しているので、飲めないと訴える患者はほとんどいません。リハたいむ®ゼリーには複数の味があり、アミノ酸の苦みを感じさせず飲みやすいため患者からは好評です。

手術後①経腸栄養

　手術後 1 ～ 2 病日目には、術中に造設した空腸瘻より経腸栄養を開始します。当院では、術後投与を目的とした消化態流動食を複数種類採用しています。1mL あたり 1.5kcal の消化態流動食では、投与速度を 10 ～ 20mL/ 時と低速に設定しても下痢がなかなか治まらず、難渋する症例が複数認められました。食道がんは消化器がんのなかでも非常に侵襲の大きい手術であることより、術後は消化・吸収能が低下します。試行錯誤の末、現在は 1mL あたり 0.8kcal のハイネイーゲル®が、消化態流動食のなかでも経験的に比較的下痢の頻度が少ないことより第一選択として定着しています。

　ご存じのとおり、ハイネイーゲル®はペクチンと胃酸が反応してゲル化するタイプの液状経腸栄養剤です。当院では、下痢や胃食道逆流のある経鼻胃管の患者を対象に使用してきました。また空腸瘻からの投与では、ペクチンが食物繊維としての整腸作用を有する、液状の消化態経腸栄養剤という役割を担います。

　チューブの先端が胃内に留置されている経鼻胃管や胃瘻の場合は、200mL/ 時が一般的ですが、空腸内への急速投与は下痢、ダンピング症候群などのリスクがあることから、空腸瘻からの投与は、経腸栄養用ポンプを使用して 100mL/ 時を上限にします[2]。当院では、とくに症状がない患者は、クレンメの調整で投与速度を自己管理できるように指導しています。

　経腸栄養を開始したら、栄養介入がスタートします。術後の栄養管理は刻々と変化しますので、静脈栄養を含めた投与栄養量、排便状況、腹部症状についてつねに最新情報を確認し、医師、看護師、薬剤師と情報共有をしましょう。

手術後②経口摂取

　経口摂取は、反回神経麻痺による嚥下機能障害や縫合不全の有無を十分に精査してから開始します。個人差はありますが、おおよそ術後 5 ～ 7 日後に水飲みテストを行い、経口摂取が開始されます。とくにむせが認められない場合はハーフ 5 回五分粥（三食＋午前午後間食つき）、明らかに嚥下機能障害を認める場合にはゼリー食やソフト食を提供し、その後はおもに看護師の情報共有から食形態のステップアップを考慮していきます。

1 回目の栄養指導

　このタイミングで 1 回目の栄養指導を実施します。よく咀嚼をすることと、食事を

摂取する際の姿勢は誤嚥防止の大切なポイントです。背筋を伸ばしてあごを引いた状態で飲み込むようにする、食後は30分程度坐位を保持するように指導をしています。反回神経麻痺や縫合不全でなかなか食事開始ができない患者のなかには、長期間経口摂取ができないつらさや不満を訴える人もいます。傾聴した後、「時間はかかるけど、かならず口から食べられる日がやってきます。私も○○さんが食べられる日を心待ちにしていますよ。食べられるようになったらはりきって食事を届けますから、何が食べたいか考えておいてくださいね」などと声をかけています。退院するころには、患者のほとんどは嚥下機能障害が改善しています。

2回目の栄養指導

退院日が決定すると、2回目の栄養指導のオーダーが入ります。1食で摂取できる食事量が少量になるため、退院後も間食の継続をすすめます。間食には外出先や勤務時間中にもさっと食べられリキャップができるゼリー飲料や、一口サイズのパンなどが人気です。また、飲酒の習慣がある患者のほとんどから出る「アルコールは飲んでいいのですよね？」という質問には、肝機能障害がある場合は禁酒と指導しますが、それ以外の場合には「アルコールは心の栄養にはなるけれど、残念ながら体を回復する栄養にはならないので今は食事を優先してください。間食を含めた食事をきちんと食べることができるようなリズムがついたら、うすい水割りのお酒を少量からはじめましょう」と答えています。

退院時の対応

経口摂取で必要栄養量が充足可能な患者は、入院中に空腸瘻を抜去して退院しますが、それ以外の患者は経腸栄養と経口摂取を併用して退院します。その後の外来受診で問題がなければ、腸瘻を抜去して経腸栄養は卒業です。栄養状態の改善が思わしくなく食欲不振を訴える患者は、外来でも栄養相談を継続していきます。

食道がん術後患者がつまずきやすい点

食道の再建は43ページ図1のとおり、切除した食道のかわりに胃を挙上することから、胃本来の消化機能や貯蔵能が低下します。食事は分割食が基本となりますが、退院後の患者からさまざまな訴えがあります。

「経腸栄養剤を投与すると満腹になり、食事が摂取できない」という訴えは、経腸栄

養剤投与と食事摂取時間の間隔が短いことが原因です。その際は、患者の生活パターンを聴取します。たとえば夕食後、就寝までのだんらんの時間を利用して経腸栄養剤を投与するなど、それぞれの食事と経腸栄養剤投与のタイムテーブルを相談しましょう。

　また、「仕事に復帰した後、多忙や遠慮のために、勤務中に間食を摂取できない」という訴えもあります。その際は、体力回復には栄養補給が最重要であること、間食もまた重要な栄養補給法であることを説明します。そして、術後の食事について理解が得られるように職場に話すことも促します。

食道がん術後患者の栄養指導で確認しておくべきこと

　退院後の患者の食事内容を聴取して、摂取量を把握します。本人は食べているつもりでも、必要栄養量を大幅に下回っていることもあります。当院では、不足分は MCT オイルや栄養補助食品で補うように紹介や試食を行っています。患者が負担なく必要栄養量を確保できるようにサポートしていくことが大切です。

引用・参考文献

1）国立がん研究センターがん情報サービス. がん登録・統計. がんに関する統計データのダウンロード：罹患：地域がん登録.（https://ganjoho.jp/public/cancer/esophagus/index.html, 2021 年 3 月閲覧）.
2）土師誠二. "経腸栄養法と経腸栄養剤：投与ルートの選択と管理上の注意点". 経腸栄養剤の病態別ベストチョイス：選択と変更のタイミングが症例でわかる！ ニュートリションケア 2019 年冬季増刊. 大阪, メディカ出版. 2019, 10-4.

7

慢性膵炎

三上恵理 ● 弘前大学医学部附属病院栄養管理部管理栄養士長

慢性膵炎患者の食事療法のポイント

慢性膵炎は進行の程度で病態が異なり、「代償期」「移行期」「非代償期」の3つの病期に分けられます。すべての病期において栄養障害を来しやすい疾患であるため、治療上、食事療法が欠かせません。慢性膵炎では栄養障害に陥らないよう、病期に応じた食事療法が必要となります[1]。慢性膵炎の食事療法の目安を表[1]に示します。

代償期の食事療法

代償期では、アルコールや脂質の負荷によって急性増悪や疼痛発作をくり返しやすい[2]ため、アルコールの禁止は必須であり、症状に応じた脂質制限が必要となります。疼痛の緩和治療と同時に十分な栄養補給を行い、栄養状態の維持、向上に努めます。

エネルギー摂取の目安は、標準体重 × 30 〜 35kcal、もしくは安静時エネルギー消費量（resting energy expenditure；REE）× 1.5kcal[3]とします。2型糖尿病が合併した病態では、標準体重 × 30kcal 程度とし、栄養障害の出現に注意しながら、2型糖尿病に準じた食事療法とします[1]。

脂質は疼痛があるときに制限が必要となります。膵外分泌を刺激しない程度の脂質制限を行います。疼痛があるときには脂質の摂取量を1食10g以下（1日30g以下）とし、膵の安静を図ります[4]。

脂質制限は、食品名をあげて行わないことが重要です。制限食は、食品名をあげて

表 ● 慢性膵炎の食事療法の目安 （文献1より一部改変）

	代償期	非代償期
エネルギー	標準体重 × 30 〜 35kcal もしくは REE × 1.5kcal	
脂質	疼痛あり：30g/ 日（10g 以下 / 食） 疼痛なし（間歇期）：40 〜 60g/ 日程度	40 〜 60g/ 日程度
たんぱく質	1.0 〜 1.5g/kg 標準体重 / 日	
炭水化物	脂質とたんぱく質のエネルギーを総エネルギー量から減算したエネルギーを炭水化物として摂取	
そのほか	・禁酒 ・疼痛があるときはカフェインや香辛料などの刺激物を避ける ・食事摂取量が確保できない場合には、成分栄養剤や脂質を含まない栄養補助食品を利用する、分割食にする	・禁酒 ・食事摂取量が確保できない場合には、栄養補助食品（脂質を含む）を利用する、分割食にする ・脂溶性ビタミン、微量元素を適宜補充する

行うと、食品の選択の幅が狭まり、単調な食事になります。その結果、食事が楽しめず、食事摂取量が減り、栄養障害に陥ることもあります[5]。脂質を多く含む食品はなるべく禁止にはせず、摂取量を調整して脂質制限を行います。

　たんぱく質は 1.0 〜 1.5g/kg 標準体重 / 日とし、脂質とたんぱく質のエネルギーを総エネルギー量から減算したエネルギーを炭水化物として摂取します。脂質制限時のエネルギー確保は、おもに炭水化物（糖質）となるため、耐糖能異常がある場合には、炭水化物の質（でんぷん＞単糖類）に配慮します。

　食欲がないときや疼痛への不安があるときは、1 日の食事を 4 〜 6 回に分けて食べる分割食をすすめます。疼痛をくり返し、十分な食事摂取量を確保できない場合には、脂肪がほとんど含まれない成分栄養剤（エレンタール®配合内用剤）[6]や、栄養補助食品の利用を検討します。

　急性増悪期では急性膵炎に準じた食事療法を行います。

移行期の食事療法

　移行期では、疼痛がある場合には代償期の食事療法に準じ、疼痛がない場合には健常者と同じ程度のエネルギー、脂質、たんぱく質の摂取量の確保が必要となるため、非代償期の食事療法に準じます。

非代償期の食事療法

　非代償期では、アルコール以外の制限はないため、健常者と同程度に十分な栄養が確保できる食事療法を行います。脂質制限の必要はないため、1日40～60g程度の脂質を摂取します[7]。

　膵性糖尿病の病態は、インスリン分泌だけでなく、グルカゴン分泌も低下するため、インスリン療法中は低血糖が起こりやすくなります[7]。膵性糖尿病では、2型糖尿病とは異なる病態であることを認識して食事療法のアドバイスを行います。一般に、低血糖の予防や栄養状態の改善を優先させるため、エネルギー制限はせず、標準体重（kg）×30～35kcalの摂取がすすめられます[8]。膵性糖尿病の病態では、菓子や清涼飲料水は、大量摂取などで明らかに血糖コントロールを悪化させるものでなければ、摂取しても差し支えありません[8]。

　日々の食事内容や食事摂取量の変動が大きい症例では、膵消化酵素量やインスリン量を調整するため、食事内容や食事摂取量、食事回数などの情報を主治医と共有することが重要です。

　また、ビタミンAやビタミンEなどの脂溶性ビタミンや、セレンなどの微量栄養素が不足する場合がある[9]ため、必要に応じてサプリメントなどでの補充を主治医とともに検討します。

　十分な食事摂取量があるにもかかわらず、体重減少や栄養状態の悪化がみられるときは、消化酵素補充量の不足や作用不足の可能性があるため、主治医への報告が必要です[10]。

　代償期から非代償期をとおして「膵炎」と診断されると、過剰に食事制限、脂質制限を行い、疾患とは関係なく栄養障害に陥ってしまうことがあるため、患者の体重の変化や栄養状態を評価しながら食事療法を行うことが重要です。

慢性膵炎患者に栄養指導で伝えるべきこと

　病期によって食事療法の内容が変わることを患者にきちんと理解してもらえるようにします。また、すべての病期でアルコールは禁止です。脂質制限は、疼痛の症状があるときに行います。過度な食事制限を行うと栄養障害に陥る場合があるため、注意

します。膵性糖尿病が存在する場合は、2型糖尿病とは異なる病態であるため、食事療法の内容が異なることを説明しましょう。

慢性膵炎患者がつまずきやすい点

　患者は痛みを恐れて、自ら食事制限を行っていることがあります。食事摂取量を確認するとともに、1回の食事で摂取する脂質の量や分割食、栄養補助食品の利用などを提案し、食事摂取量が確保できるよう努めます。

　病期に応じて食事療法の内容を変える必要がありますが、一度すり込まれた食事療法の内容は、なかなか変えられないことがあります[11]。たとえば、病期が変わっても脂質制限を継続し、栄養障害に陥ってしまうことがあります。そのため、食事療法の内容は、病期、病態によって変化することを患者に理解してもらったうえで、取り組んでもらう必要があります。管理栄養士は、患者の食事療法の内容が病期と一致しているかを確認する必要があります。

　アルコール性慢性膵炎患者において、原則アルコールは禁止ですが、アルコール摂取が主となり、食事摂取不足が生じている場合があります。禁酒（断酒）は管理栄養士だけでは解決できないため、家族の協力や専門の治療[8]、多職種でのかかわりが必要になります。何より治療を中断させないことが重要です。

　膵性糖尿病の病態が理解できていない場合には、2型糖尿病と同様の食事療法を実施し、血糖コントロールが不良になることを極度に恐れ、食事摂取量が少なくなることもあります。主治医の治療方針を多職種で共有し、患者をサポートする必要があります。

慢性膵炎患者の栄養指導時に確認しておくべきこと

　患者の現在の病期の確認が必要です。わからなければ主治医に確認します。日常の食事摂取量、食生活習慣、食事を用意する人は誰か、食事療法に協力してくれる人がいるかどうかを確認し、個々のスタイルに合わせて食事療法を提案します。また、食事療法について正しい理解が得られているかをそのつど確認します。食事療法の実施

で、生活の質（quality of life；QOL）が低下しないよう、気になることや困っていることがないかを確認します。患者の食事療法に対する希望を確認し、叶えるために何ができるかを一緒に考えます。

引用・参考文献

1）柳町幸ほか. 慢性膵炎の食事療法と栄養管理. 臨牀と研究. 87（10）, 2010, 1389-93.
2）中村光男ほか. 肝胆膵疾患のリスクファクター：アルコールと栄養：膵疾患. 肝胆膵. 27（2）, 1993, 393-8.
3）柳町幸ほか. 非代償期慢性膵炎患者の安静時エネルギー消費量の変動. 消化と吸収. 26（2）, 2004, 47-50.
4）丹藤雄介ほか. 膵炎患者および健常者における経口脂肪負荷による CCK 分泌動態の臨床的検討. 消化管ホルモン. 16, 1998, 52-5.
5）三上恵理ほか. 長期にわたる植物ステロールとエネルギー制限により低栄養を呈した一例. 消化と吸収. 31（2）, 2009, 183-9.
6）Kataoka, K. Specialized nutrition support corresponding to pathophysiological changes in acute and chronic pancreatitis. J. Kyoto Pref. Univ. Med. 115（9）, 2006, 625-47.
7）中村光男. 臨床医のための膵性脂肪便の知識：栄養障害・消化吸収不良改善のために. 竹内正監修. 加嶋敬編. 東京, 医学図書出版, 1998, 83p.
8）中村光男ほか. 慢性膵炎の断酒・生活指針：膵性糖尿病患者への対応：食事指導. 膵臓. 25（6）, 2010, 660-1.
9）丹藤雄介ほか. 慢性膵炎患者の栄養アセスメント. 消化と吸収. 20（1）, 1997, 136-9.
10）中村光男編. 膵外分泌不全診療マニュアル：膵性消化吸収不良と膵性糖尿病の診断と治療. 竹内正ほか監修. 東京, 診断と治療社, 2017, 200p.
11）横山麻実ほか. 急性膵炎回復期の食事療法として脂質制限を長期に行い低栄養に陥った1例. 消化と吸収. 37（3）, 2015, 218-25.

8

心不全

あおき・みつこ
青木満子 ● 独立行政法人地域医療機能推進機構中京病院栄養管理室管理栄養士

心不全患者の食事療法のポイント

　心不全の発症、増悪因子は心臓の器質的な疾患以外に糖尿病、脂質異常症、高血圧などの生活習慣病、加齢など多岐にわたります。心不全の治療目標は症状軽減と再発を予防することで、予後の改善を図ることといえます。従来の心不全の食事療法は、摂取エネルギーの制限と減塩が中心となっていましたが、近年では個別の栄養アセスメントを行い、患者個々の病態に応じた栄養療法を立案することが重要とされています。

心不全患者に栄養指導で伝えるべきこと

再発予防を目的としたステージ別の栄養管理

　心不全の病期はステージ分類で示され、治療目的はステージの進行を抑制することであり、心不全をくり返さないことが重要となります。そのためには、患者個々の病態を把握し、再発予防を目的とした、ステージごとに必要な栄養管理を的確に伝える必要があります。ステージA、Bではリスク因子に対する指導が中心となります[1, 2]。

血糖および脂質のコントロール

　糖尿病を有している患者では、狭心症や心筋梗塞をひき起こすリスクが高いので血糖コントロールが重要となります。低 GI（グリセミック・インデックス、glycemic index）食品の提案や調理の工夫などで食後高血糖を抑えることが重要であり、間食習慣のある患者には間食を中止させるのではなく、食品の選択、摂取量、摂取時間などを変更するといった解決策の提案を行います。

　血栓やプラークの原因となる LDL コレステロール上昇の予防には n-3 系多価不飽和脂肪酸の摂取が有効で、n-3 系多価不飽和脂肪酸を多く含む青魚やナッツ類を食事に取り入れることや、コレステロールの吸収抑制や体外への排出作用のある食物繊維の摂取を促します。野菜嫌いであれば、きのこ類や海藻などの代替食品の提案や、サプリメントの利用効果についても説明します。

継続しやすい減塩指導とエネルギー摂取不足予防

　高血圧や浮腫を予防するためには減塩の必要性を伝えます。減塩のポイントは、調味料を減塩タイプに変更することや、薬味や香辛料をうまく使用して調理を工夫することです。また、食事摂取量の増加に伴い食塩摂取も増加するため、漬けものや加工品などは量を決めて摂取することで食塩の過剰摂取の抑制が可能であることを説明します。しかし、厳しい食塩制限により食欲低下が起こり、食事摂取量が減少して栄養不足を来すことがあります。このような場合は適切な栄養摂取を優先に考え、栄養不足にならないようにする必要があります。とくにエネルギー、たんぱく質が不足しないようにすることが重要です。継続することで効果が得られる食事療法なので、あまり厳しくしすぎて逆効果にならないように注意が必要です。

ステージに応じた水分制限の必要性

　水分摂取については、ステージ A、B の心不全患者では飲水制限は基本不要で、ステージ C、D になると制限が必要になる場合があります。水分摂取は体液の恒常性維持のためには一定量必要ですが、過剰な摂取は体液貯留につながり、心不全増悪による再入院の要因の一つとされています。一般的に 1 日に必要な水分量は成人では 30mL/kg/ 日、65 歳以上の高齢者では 25mL/kg/ 日とされていますが、希釈性の低ナトリウム血症を来している場合は水分制限が必要となります[1]。

体重測定の習慣化

　肥満は心不全の危険因子となるため是正が必要ですが、一方で低体重はサルコペニア、フレイルの危険因子となるため、適正体重（BMI 18.5 ～ 24.9kg/m^2）を保つことが良好な予後につながることを理解してもらい、体重測定を習慣化し自己管理目標の設定を行います。

サルコペニア・フレイル予防と腎機能の評価

　加齢に伴う問題として、老々介護、独居などのさまざまな社会的背景や認知機能低下、嚥下障害、筋力低下など身体機能低下による食事量低下が、サルコペニア、フレイルへと進展します。適正なエネルギー、たんぱく質の摂取に加え、ビタミン、ミネラルが不足しないようなアドバイスを行います。また腎機能低下がみられる場合には、たんぱく質の過不足の評価を行い、腎機能低下＝たんぱく質制限とは限らないことを念頭におき、必要栄養量の設定を行いましょう。

心不全患者がつまずきやすい点

　食事療法がうまくいかない要因として、イベントや旅行による食生活の乱れ、転勤や引っ越しによる環境の変化、食事療法の成果がみえない、気の緩み、油断、過剰な制限、嗜好などがあげられます。食事療法を長期的に継続していくことは容易ではありません。ストレスをためず、個々の生活スタイルに合わせた実行可能な解決策を患者と一緒に考え、継続してサポートを行うことが重要です。

心不全患者の栄養指導時に確認しておくべきこと

　実際の栄養指導時には、日常の食事の内容、調理者、嗜好、職業や家庭環境、生活時間、生活活動量、体重の変化や浮腫の有無などの聞きとりを行います。外来の患者には食事記録表や食事の内容を撮影したものを持参してもらい、その記録から栄養摂取量や食塩摂取量を把握し、問題点を抽出します。

あなたの塩分摂取量はどれくらい？
ふだん、どれくらい塩分をとっているのかを確認してみましょう。

このような食品を食べる頻度		3点	2点	1点	0点
	みそ汁やスープなどの汁もの	1日2杯以上	1日1杯くらい	週2〜3回	あまり食べない
	梅干し・漬けもの、つくだ煮	1日2回以上	1日1杯くらい	週2〜3回	あまり食べない
	ちくわやかまぼこなど練り製品		よく食べる	週2〜3回	あまり食べない
	干もの、塩さけなど		よく食べる	週2〜3回	あまり食べない
	ハム、ウインナーなど		よく食べる	週2〜3回	あまり食べない
	うどんやラーメン	ほぼ毎日	週2〜3回	週1回くらい	食べない
	あられやせんべい、スナック菓子		よく食べる	週2〜3回	あまり食べない
しょうゆやソースをかける頻度は？		よくかける	毎日1回はかける	ときどきかける	ほとんどかけない
めん類の汁は飲みますか？		全部飲む	半分飲む	少し飲む	ほとんど飲まない
昼食で外食やコンビニ弁当、惣菜などを利用しますか？		ほぼ毎日	週3回くらい	週1回くらい	利用しない
夕食で外食やコンビニ弁当、惣菜などを利用しますか？		ほぼ毎日	週3回くらい	週1回くらい	利用しない
家での味つけは外食と比べてどうですか？		濃い	ほぼ同じ		うすい
食事の量は多いと思いますか？		人より多い		普通	人より少ない
合計					点

合計点	食塩（塩分）摂取量
0〜8点	食塩（塩分）摂取は少なめ。ひき続き減塩を行いましょう。
9〜13点	普通。日常から減塩を意識しておきましょう。
14〜19点	多い。減塩の工夫をしましょう。
20点以上	かなり多い。食生活を見直しましょう。

図 ● 食塩（塩分）チェックシート（文献3を参考に作成）

食塩摂取状況については、患者の自己申告のみでは把握しづらいため、食塩（塩分）チェックシート（図）[3] を使用して、食塩含有量の高い食品の摂取頻度や1食あたりの摂取量を聞きとり、判定します。

　また、心不全手帳や血圧手帳の記録を参考に、合併疾患に関係するデータを確認することも重要です。

　体重の変化では、急激な増加がある場合は浮腫の可能性もあるため、体組成を測定することが有効であると考えます。体組成計ではおもにヒトの体を組織する筋肉量、脂肪量、水分量、骨量の測定が可能で、その測定結果から個々に必要な栄養素や体液貯留の有無などを知ることができます。筋肉量の低下を認める場合はたんぱく質の積極的な摂取を促し、運動療法を併用し、サルコペニアを予防することが重要です。

＊　　　＊　　　＊

　心不全患者の食事療法は、身体機能を維持する運動療法とともに、再発予防、生活の質（quality of life；QOL）の向上に大きく関係します。退院後も治療を継続させるために、当院では、医師、看護師、薬剤師、理学療法士、管理栄養士で構成する多職種チームが入院時から介入し、治療から退院後、自宅での療養生活を安全に過ごせるようにサポートしています。また、地域連携パスの運用を開始し、治療内容、患者の生活環境などの情報提供にあわせて、栄養情報提供書の運用も開始しました。病院とかかりつけ医や施設を含めた地域一体で情報を共有し、患者の治療をサポートしていくことが重要と考えられます。

　今後、多職種チームの一員として、管理栄養士の役割がますます重視されるため、さらに研鑽を積む必要があると思います。

引用・参考文献

1) 日本心不全学会ガイドライン委員会編. 心不全患者における栄養評価・管理に関するステートメント, (http://www.asas.or.jp/jhfs/pdf/statement20181012.pdf, 2021年2月閲覧).
2) 日本循環器学会／日本心不全学会合同ガイドライン編. ポケット版急性・慢性心不全診療ガイドライン. 2017年改訂版. 東京, ライフサイエンス出版, 2018, 135p.
3) 日本栄養士会. 指導媒体：塩分チェック表, (https://www.dietitian.or.jp/assets/data/learn/marterial/teaching/2014-1.pdf, 2021年2月閲覧).

9

慢性閉塞性肺疾患 （COPD）

うえだ・こうへい
上田耕平 ● 国家公務員共済組合連合会枚方公済病院栄養科

COPD 患者の食事療法のポイント

多職種による包括的な連携

慢性閉塞性肺疾患（chronic obstructive pulmonary disease；COPD）患者の生命予後を延伸させる一助として栄養管理、食事指導は必要です。COPD 患者の栄養障害の発症には、病態的な要因のほかに、生活背景、精神状況などといった要因もかかわってくるため、COPD 患者の栄養管理については医師をはじめとした多職種で包括的に連携したうえで、目標設定をしていくことが大切です。

栄養評価

COPD 患者の体重減少は予後不良因子であることが明らかになっています[1~3]。そのため、採血検査などの客観的なデータ以外に、簡易栄養状態評価表（MNA®-SF）などに含まれる BMI、下腿周囲長といった身体計測を加えた栄養評価を行うことも効果的です[4]。また体組成計を用いて体重減少を除脂肪量、脂肪量、骨塩量などの体成分の変化としてとらえることによって、栄養障害と病態との関連がより明確になります[5]。当院で実施した調査では、理想体重比（% IBW）90％以上の慢性呼吸器疾患患者の多くに骨格筋量指数（skeletal muscle mass index；SMI）の減少がみられました（図 1）。見落とされがちですが、COPD や間質性肺炎（interstitial pneumonia；IP）などの慢性呼吸器疾患患者で在宅酸素療法（home oxygen therapy；HOT）を使用し

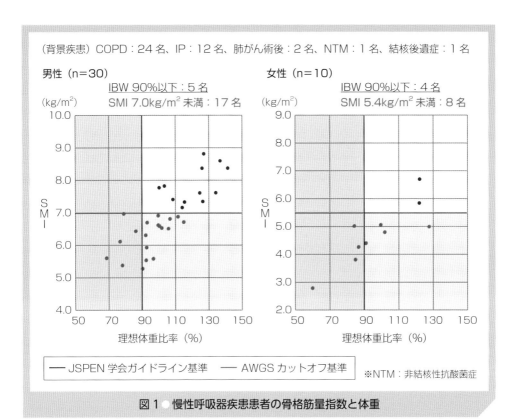

（背景疾患）COPD：24名、IP：12名、肺がん術後：2名、NTM：1名、結核後遺症：1名

男性（n=30）
IBW 90%以下：5名
SMI 7.0kg/m² 未満：17名

女性（n=10）
IBW 90%以下：4名
SMI 5.4kg/m² 未満：8名

—— JSPEN 学会ガイドライン基準　　—— AWGS カットオフ基準　　※NTM：非結核性抗酸菌症

図1 ● 慢性呼吸器疾患患者の骨格筋量指数と体重

ていない場合でも、労作時の呼吸苦などの影響によって日々の活動量が低下し、筋力低下を認めている患者も存在しますので、十分に注意をはらう必要があります。

食事療法

エネルギー

体重減少が進行し栄養障害に陥っている状態では、予測安静時エネルギー消費量（resting energy expenditure；REE）の 1.5 倍前後のエネルギーを投与することが推奨されています[6]。当院では、予測式で求めた基礎エネルギー消費量（basal energy expenditure；BEE）から目標エネルギー量を設定しています。しかし、必要エネルギー量は活動量、呼吸機能などのさまざまな要因によって個々で異なるため、設定した目標エネルギー量を定期的に評価し、調整していくことが大切です。

たんぱく質

栄養障害進行を予防するため、1.2 ～ 1.5g/kg/ 日の投与目安量とします[2]。とくに

分岐鎖アミノ酸（branched chain amino acids：BCAA）には筋蛋白合成促進作用があり、COPD 患者での筋力改善、呼吸困難感の軽減[7]といった臨床的な有用性も報告されていますので、COPD 患者の筋力改善効果に期待できます。

脂質

脂質は、呼吸商が 0.7 と炭水化物やたんぱく質に対して酸化に伴う炭酸ガスの産生が少ないため、一般的には高脂肪食が推奨されます。また脂質のなかでも抗炎症作用が期待される n-3 系脂肪酸については、運動機能が改善されること[8]や除脂肪体重の減少を抑制した効果[9]も示されています。ただ、重度の換気障害が認められていないようであれば、まずは必要エネルギーの充足を最優先とし、栄養障害を改善しましょう[5]。

食事療法を行ううえで注意すべき点

COPD の栄養管理では、エネルギーインバランスを改善することが中心となりますが、なかには糖尿病や高血圧症、腎臓病といった疾患を有している患者もいます。そのため、併存疾患の増悪が認められないことを前提として、エネルギー量を増やせるかどうかを評価しましょう。

COPD 患者に栄養指導で伝えるべきこと

COPD 患者では消費エネルギー量が増加しますが、摂食に伴う呼吸苦などの影響から摂取エネルギー量が不足すれば栄養障害が進行します。その結果、筋肉量が低下し日々の生活レベルが低下すること、長期的には生命予後にも影響することについて、最初の段階で患者に伝え、栄養管理の必要性を理解してもらう必要があります。

COPD 患者がつまずきやすい点

指導者からの一方的な栄養指導では、患者の行動変容にはつながりません。まずは本人のやりたいこと、患者が生活をしていくうえで譲れないポイントを聞いておくとよいでしょう。COPD 患者は、労作時の呼吸苦や HOT を使用することにより、自身

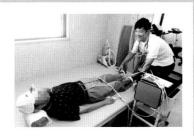

- 本人がやりたいと思っていること
- 食事摂取量（記録表、食事媒体での評価）
- 体重記録
- そのほか身体所見（呼吸状態、浮腫、血液検査、食欲）
- 現在の食事療法が達成できる目標であるか

図2 ● 栄養指導時に管理栄養士が確認しておくべき点

が本当にやりたかったことを諦めている人も多く存在します。栄養指導時には「ゴルフがしたい」「旅行に行きたい」といった具体的な患者の目標を聞きとり、明確にすることも栄養管理において有効です。生活習慣を否定されることで生じる生活改善意欲の低下を防ぐことで、患者の行動変容が期待でき、継続した栄養指導につなげられます。

COPD患者の栄養指導時に確認しておくべきこと

人が行動を変える場合は「無関心期」→「関心期」→「準備期」→「実行期」→「維持期」の5つのステージを通ると考えられています。行動変容のステージを一つでも先にすすむには、その人が今どのステージにいるかを把握し、それぞれのステージに合わせたはたらきかけが必要となります[10]。

初回栄養指導

患者の生活習慣を聴取したうえで、自覚症状を認めていない患者の場合は、まず本人の生活の妨げにならないような栄養プランを提案するのがよいと思われます。栄養指導では、患者自身が達成感を得ていくことが必要であり、指導者は提案した目標が患者にとって、精神的に大きな負担になっていないかどうかをつねに評価することが大切です。

表 ● 栄養指導時の食事提案プラン例

- ●STEP1：少量の間食を開始（100kcal × 1 〜 2 回／日）
- ●STEP2：分割食を開始（200kcal × 2 回／日）
- ●STEP3：STEP1 or 2 に加えて、栄養補助食品を利用
　　　　　（食事回数などは定めず、水分補給代わりに摂取）

2回目以降の栄養指導

　外来での栄養指導などの定期的な栄養アセスメント時には、食事摂取量を確認し、体重、呼吸状態、浮腫の有無、筋力や筋肉量のほか、血液検査データで評価します（図2）。食欲不振がみられ、栄養障害が進行しているような患者には、間食摂取の提案を行い、呼吸苦などの影響により十分なエネルギーがとれない状態となれば、少量で高エネルギーの摂取が可能となる栄養剤の提案を行う必要があります（表）。

＊　　　＊　　　＊

　COPD患者の予後不良因子である体重減少を抑制するために、栄養療法は必要です。管理栄養士は、栄養障害を来している患者に食事がとれていないことを指導する立場ではありますが、同時に、食べることを努力している患者に寄り添い、励まし続けることも大切な責務です。

引用・参考文献

1）Schols, AM. Nutrition in chronic obstructive pulmonary disease. Curr. Opin. Pulm. Med. 6 (2), 2000, 110-5.
2）Schols, AM. et al. Weight loss is a reversible factor in the prognosis of chronic obstructive pulmonary disease. Am. J. Respir. Crit. Care Med. 157 (6 Pt 1), 1998, 1791-7.
3）Wilson, DO. et al. Body weight in chronic obstructive pulmonary disease. The National Institutes of Health Intermittent Positive-Pressure Breathing Trial. Am. Rev. Respir. Dis. 139 (6), 1989, 1435-8.
4）植木純ほか. 呼吸リハビリテーションに関するステートメント. 日本呼吸ケア・リハビリテーション学会誌. 27 (2), 2018, 105-6.
5）吉川雅則. 慢性閉塞性肺疾患における栄養障害の病態と対策. 日本呼吸ケア・リハビリテーション学会誌. 22 (3), 2012, 258-63.
6）日本静脈経腸栄養学会. "成人の病態別栄養管理：慢性呼吸不全". 静脈経腸栄養ガイドライン：静脈・経腸栄養を適正に実施するためのガイドライン. 第3版. 東京, 照林社, 2013, 274-81.
7）吉川雅則. 全身性疾患としてのCOPDにおける栄養評価・対策の臨床的意義. 呼吸. 23, 2004, 67-78.
8）Broekhuizen, R. et al. Polyunsaturated fatty acids improve exercise capacity in chronic obstructive pulmonary disease. Thorax. 60 (5), 2005, 376-82.
9）小笠原隆ほか. COPD増悪入院症例に対するエイコサペンタエン酸（EPA）強化栄養剤の使用経験. 日本静脈経腸栄養学会雑誌. 30 (5), 2015, 1184-7.
10）厚生労働省. e-ヘルスネット：生活習慣病予防のための健康情報サイト：行動変容ステージモデル, (https://www.e-healthnet.mhlw.go.jp/information/exercise/s-07-001.html, 2021年3月閲覧).

MEMO

10

クローン病

さいとう・けいこ
斎藤恵子 ● 東京医科歯科大学医学部附属病院臨床栄養部副部長

クローン病患者の食事療法のポイント

　クローン病（Crohn's disease；CD）の活動期では、薬物治療、外科治療のほかに、とくに重症例においては腸管安静のため絶食とし、中心静脈栄養（total parenteral nutrition；TPN）または経腸栄養（enteral nutrition；EN）を施行します。経腸栄養は、副腎皮質ステロイドなどの薬物療法より安全面で優れていますが、受容や継続が困難な場合があります。活動期のクローン病に対する経腸栄養剤の治療効果については、多くのランダム化比較試験が行われ、メタアナリシスでは、成分栄養剤を含む消化態栄養剤と半消化態栄養剤とで、寛解導入効果に明らかな差を認めないことが報告されています[1]。

　寛解維持効果については、1日の必要栄養量の半分を成分栄養剤で摂取すると、食事のみの摂取に比べて1年での寛解維持効果が高いことが報告されています[2]が、やはり受容や継続は容易なことではありません。そのため、半消化態栄養剤などを用いることも多いのですが、寛解維持効果についてはまだ十分に検証されていません。日本では、個々の患者の受容性や嗜好などを考慮し選択されています。

　患者には、栄養療法の必要性や重要性について十分に説明し、納得したことを確認したうえで導入しましょう。栄養療法のアドヒアランスは定期的に確認し、栄養剤が摂取できていない患者についてはその理由を傾聴し、どうしたら摂取できるかを一緒に考えていきましょう。

　食事療法では、とくに活動期や狭窄病変のある患者などにおいて脂質、食物繊維、

刺激物を控えることが推奨されています。患者によって、下痢や腹痛などの消化器症状を起こす食品は異なります。画一的な指導ではなく、個々の患者に適した食生活ができるようアドバイスしてください。

クローン病患者の栄養指導で伝えるべきこと

　栄養指導の最終目標は、患者自身が自己コントロールできるようになることです。知識の押しつけや、クローン病だからといって厳しい食事制限をさせたり、「あれもダメ、これもダメ」というダメダメ指導は控えましょう。患者や家族は、日々の食事で、いつ、何を、どのくらい（量、頻度）、そしてどのようにして食べたらよいのかを具体的に知りたいのです。できるだけ、患者が知りたいことや不安に思っていることを解決できるよう一緒に考えてください。

　患者自身が病気を受け止め、治療や食事療法の意義を理解し自主的な対応ができるよう（セルフマネジメント）、正しい知識を教えてください。また、患者が自分の体質に合う食品、合わない食品をみつけることが大切です。食事内容や症状、生活を記録することにより、病勢に影響する因子がわかってくることも多く、セルフマネジメントができるようになります。また、主治医や管理栄養士への質問なども記録してもらいます。病状や経過をきちんと伝え、かつ不安や疑問を解決していくことが病気をコントロールしていくうえで大切です。「医療者に病気を治してもらう」という受け身ではなく、患者自身も病気を客観的にとらえ、自らよくしていく姿勢が大切であることを話します。

　患者は若年で発症することが多く、療養期間が長いので、ライフステージに合わせたアドバイスも必要です。

クローン病患者がつまずきやすい点

　患者は、インターネットやSNSなどで情報を入手し、不安に陥ることがあります。そこには一個人の感想や経験が記載されていることも多く、情報の信頼性や信憑性は担保できず、むしろ不安を助長することがあります。難病情報センター、厚生労働省

研究班、病院など公のホームページを閲覧するように説明しましょう。

　また、一生好きなものが食べられない、油を使った料理や肉類を食べてはいけないと思い込んでいる場合があります。「控える＝禁止」ではなく適量を摂取すること、またクローン病活動分類（IOIBDスコア）などを参考に、症状が落ち着いているとき（寛解期）と、下痢、腹痛、発熱などの症状がみられるとき（再燃期）との食事を区別することが大切であると説明しましょう。

クローン病患者の栄養指導時に確認しておくべきこと

病変部の部位、狭窄の有無、病勢などの確認

　小腸病変があると栄養障害のリスクが高くなります。すでに栄養障害がある、体重減少を認める、また成長期の患者には、経腸栄養の導入や継続をすすめます。活動期（再燃期）では、脂質は下痢や腹痛の原因となるため制限します。しかし、体調がよくなったら制限を緩めてもよいことを説明しましょう。近年では、免疫調節薬、生物学的製剤などを用いた新しい治療が行われるようになり、以前に比べ厳しい脂質制限はしなくなっています。

　活動期および狭窄がある場合は、食物繊維を控えます。

肛門病変の有無、手術歴、人工肛門の有無などの確認

　肛門病変は、排便回数が多く水様便であるほど疼痛の増強につながります。また、排便時に限らず痛みと発熱を伴うので、排便を減らすため食事を控えることが多くなり栄養状態悪化の一因となります。手術で腸管を切除している場合は、切除部位によって不足する栄養素を推測し、不足していないかを確認します。人工肛門を造設している場合は、排泄量、便性、ガスなどを確認します。排泄が気になり飲水を控えて脱水につながる場合や、排泄量が多く脱水や電解質異常につながる場合などがあります。

排便回数、切迫感の有無、腹痛、腹部膨満感の有無の確認

　下痢や腹痛などの消化器症状があるときは、食事や食品との関係を確認し、消化のよい食品や調理法をアドバイスします。夜間の排便回数の増加や、切迫感、便失禁が

あると生活の質（quality of life；QOL）の低下につながります。狭窄がないことを確認し、水溶性食物繊維を用いて便性改善を図ることもあります。

腹部膨満が強いときは、発酵しやすい食品を摂取していないか、FODMAP を多く含む食品を好んで摂取していないかを確認します。FODMAP とは小腸で吸収されにくい難消化性炭水化物で、過量摂取により腸内細菌叢が変化して生じると考えられています。腹部膨満感があるときは、腸内細菌叢のバランスが乱れディスバイオシスの状態となっていることもあり、プロバイオティクスの摂取で改善することがあります。

栄養状態、貧血、体重減少などの栄養障害がある場合は原因を推測する

下痢や腹痛などの症状を軽減させるために、患者が食事摂取を控えている場合があります。医療者が厳しく制限したことが原因で、何を食べてよいかわからなくなっているといった医原性の低栄養の場合もあります。また、食事が再燃につながるなどの恐怖心から、食事量を控えていることがあります。

ふだんの食事摂取についてしっかり聞きとる

何が消化器症状の原因になっているのか、どのような栄養素が不足しているのか、何が食事摂取の妨げになっているのかなどを推測しながら聞きとるとよいでしょう。もし、あまり好ましくない食生活をしていても、それを頭から否定してしまうと、患者は心を閉ざしてしまったり、よい患者を演じようとして正確な情報が入手し難くなることがあります。

症状がないからと、まったく食生活を改善しようとしない人もいます。しかし、食生活をはじめとした習慣を変えることには努力が必要です。時間をかけて、ゆっくり行動変容を待つことも大切だと思います。

食事の準備について

患者の食事を準備するのは誰かを確認します。一人暮らしなどで調理が困難な場合は、栄養成分表示の見方を説明するとともに、コンビニエンスストアなどで入手できる食品や組み合わせ方を紹介します。

クローン病では、1日の脂肪摂取量を 30g 未満に制限することが推奨されていますが、脂肪の質については言及されていません。脂質の厳しい制限はエネルギー不足や

メニューの偏り、マンネリ化をまねいたり、今までの食生活とのギャップからストレスを感じてしまうことが多々あります。とくに成長期においては、炎症惹起への関与が少ないn-9系脂肪酸や、中鎖脂肪酸（medium chain triglyceride；MCT）オイルの使用をすすめてもよいでしょう。MCTは膵由来のリパーゼと胆汁によるミセル化を必要とせず、肝臓ですみやかに酸化されるので、脂肪便を呈している患者でも下痢を来すことなく効率よくエネルギーを補給できます。調理時の温度管理（150～160℃以下）が重要なことも伝えましょう。加熱が推奨されていない製品もありますので、よく確認してください。

若年発症の場合は、家族環境（兄弟の有無）や学校の状況などについても確認する

　カルテや問診で情報を入手するとよいでしょう。家族と食卓を囲めなかったり、学校で友人と同じ給食が食べられないことは、情操、交友関係などへの影響も懸念されます。

　学校給食では、担任や栄養教諭に、摂取すると体調が悪化する食品をほかの食材や調理法に変更可能か、残してもよいかなどを相談するよう伝えましょう。むずかしい場合は、牛乳をヨーグルトに変更する、マーガリンを除く、揚げものの衣、肉類の脂身を残すなどの対処方法もよいでしょう。食事は学校給食を中心に考え、朝晩で調整する、2～3日で調整するなど、柔軟な考え方を伝えるとよいでしょう。栄養剤が必要な場合は、保健室で摂取させてもらうこともよい方法です。

＊　　　＊　　　＊

　改善された食生活を持続させ、食習慣になるまで支援することが大切です。また身長・体重や臨床検査データ、自覚症状などが指導開始前よりよくなってきたかを評価する必要があります。変化がないようならば指導内容を変える必要があります。

　筆者も含め、管理栄養士も病態・治療などの知識が必要です。カンファレンスなどに積極的に参加し、知識を得ることが大切だと考えます。

引用・参考文献

1）Zachos, M. et al. Enteral nutritional therapy for inducing remission of Crohn's disease. Cochrane Database Syst. Rev. 2001, doi : 10.1002/14651858.CD000542.
2）Takagi, S. et al. Effectiveness of an 'half elemental diet' as maintenance therapy for Crohn's disease : A randomized-controlled trial. Aliment. Pharmacol. Ther. 24（9）, 2006, 1333-40.

11

肝硬変

矢野目英樹（やのめ・ひでき） ● 社会医療法人財団慈泉会相澤病院栄養科

肝硬変患者の食事療法のポイント

　肝硬変患者の食事療法の目的は、肝線維化進展予防、肝硬変合併症（腹水、腎機能障害、肝性脳症、細菌感染など）のリスクの低下、肝発がんリスクの低下、死亡リスクの低下などがあります。ガイドラインの内容を踏まえた食事療法が重要です[1]。くわしくは成書を参照してください。本稿ではポイントをしぼって解説します。なお、肝硬変の重症度分類（Child-Pugh 分類）については 80 ページを参照してください。管理栄養士は主治医の診断を確認し、問題点を明確にしたうえで食事療法の実践につなげてください。

　肝硬変の成因別調査の結果について、2008 年と 2018 年の推移を図に示しました[1]。10 年間でC型肝炎による肝硬変の比率が減少し、アルコール性、非アルコール性脂肪肝炎（nonalcoholic steatohepatitis；NASH）の比率が増加しています。より、生活習慣を勘案した食事療法が必要であると考えます。

肝硬変患者に栄養指導で伝えるべきこと

　ガイドラインにおける栄養療法のポイント（表）[1]について、以下に述べます。管理栄養士は、正しい理解のもと、目の前の患者の栄養スクリーニングおよび評価を実施したうえで、栄養管理計画を立案します。医師、看護師、薬剤師、リハビリテーシ

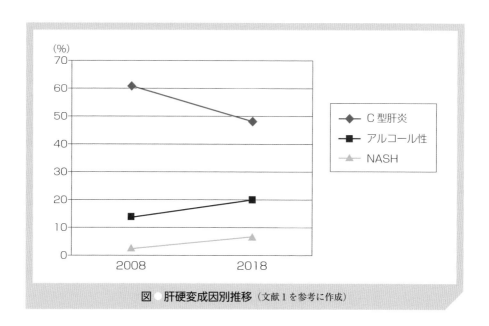

図 ● 肝硬変成因別推移（文献1を参考に作成）

表 ● 肝硬変患者の栄養療法のポイント（文献1を参考に作成）

● 肝硬変患者の低栄養状態や肥満は予後に影響をおよぼすため適切な対応が必要。
● 就寝前エネルギー投与は肝硬変の病態を改善する。
● 肝硬変ではたんぱく質・エネルギー低栄養（protein-energy malnutrition；PEM）の状態を評価したうえで、必要に応じて分岐鎖アミノ酸製剤を投与する。
● エネルギー摂取量は、耐糖能異常がない場合 25 〜 35kcal/kg（標準体重）/ 日、たんぱく質必要量は、たんぱく不耐症がない場合 1.0 〜 1.5/kg/ 日（BCAA 製剤含）を基本とする。
● 糖尿病や糖代謝異常は、合併症の増悪や肝発がんなど肝硬変の病態に負の影響を与えるので、適切に管理・介入することを推奨する。【推奨の強さ：強、エビデンスレベル A】
● 肝硬変患者には分割食や就寝前エネルギー投与を推奨する。【推奨の強さ：強、エビデンスレベル B】

ョン（リハ）スタッフなど関係職種と連携して情報共有を行い、栄養指導を実践する必要があります。

低栄養状態・肥満

たんぱく質・エネルギー低栄養（protein-energy malnutrition；PEM）状態は生存率を低下させます。わが国の肝硬変患者 181 名を対象にした検討にて、PEM（血清アルブミン値＜ 3.5g/dL）は 61％に認められることが報告されています。目標たんぱく質摂取量 1.0 〜 1.5g/kg/ 日、エネルギー量 25 〜 35kcal/kg/ 日として栄養管理計画を

立案します[1]。

　一方、肥満に伴うインスリン抵抗性と糖代謝異常は、肝線維化進展のリスク因子であり、肝発がん率と肝がん治療後の再発率を上げるといわれています。目標エネルギー量（kcal/ 日）は「目標体重（kg）× エネルギー係数（kcal/kg）」で算出します[2]。くわしくは 15 ページを参照してください。

就寝前エネルギー投与（LES）

　就寝前エネルギー投与（late evening snack：LES）は、1 日の総摂取エネルギーより約 200kcal を分割し、夜間の飢餓状態改善を目的に就寝前に摂取する栄養療法です。Child-Pugh 分類のグレード B（中等度）、グレード C（高度）にて勘案します[1]。LES が肝硬変におよぼす影響を検討したメタアナリシスでは、腹水および肝性脳症の発生率が対照群よりも低いと報告されています[3]。

分岐鎖アミノ酸製剤

　分岐鎖アミノ酸（branched chain amino acids：BCAA）顆粒（リーバクト®配合顆粒など）の効能・効果は、食事摂取量が十分にもかかわらず低アルブミン血症を呈する非代償性肝硬変患者の低アルブミン血症の改善です。これに対して、肝不全用経腸栄養剤（ヘパン ED®配合内用剤など）の効能・効果は、肝性脳症を伴う慢性肝不全患者の栄養状態の改善です[1]。管理栄養士は、食事摂取量の低下、栄養状態の悪化などがあれば、栄養管理計画を見直す必要があります。

エネルギー摂取量およびたんぱく質摂取量

　肝硬変患者では、安静時エネルギー消費量は増加していると報告されています[1]。肥満がない場合、目標エネルギー摂取量は 35kcal/kg（実体重）/ 日を基準とします。たんぱく質摂取量は、代償性肝硬変の場合は 1.2g/kg/ 日とし、非代償性肝硬変の場合は 1.2 〜 1.5g/kg/ 日とします。たんぱく質不耐症がある場合は、たんぱく質摂取量を 0.5 〜 0.7g/kg/ 日とし、BCAA 高含有肝不全用経腸栄養剤を併用します[1]。

糖尿病

　糖尿病やインスリン抵抗性は、腹水、腎機能障害、肝性脳症、細菌感染などを含む肝硬変合併症リスクを高めるとされています[4]。一方、低血糖も肝性脳症や生活の質

（quality of life；QOL）低下の原因となるとされています。インスリン製剤やスルホニル尿素（SU）薬、グリニド薬など、低血糖を起こしやすい薬剤が使用されている場合、管理栄養士は極端な炭水化物制限の有無、生活環境（インスリン注射後、急に食事が食べられなくなる環境など）、低血糖の有無（主治医、看護師へ報告していない場合もあり）などを確認します。そこで知り得た情報はすみやかに医師、看護師、薬剤師など関係職種と情報共有し、連携していく必要があります。

分割食や食習慣

　慢性肝疾患患者の食習慣を調査した研究では、肝硬変患者は味覚異常、食欲不振、門脈圧亢進による腸管運動障害、消化吸収障害、不適切なたんぱく質や食塩制限などが食事摂取量低下に寄与していました[1]。また、肝硬変患者の早朝空腹時においては、健常人が2〜3日絶食した場合と同程度の飢餓状態に陥っており、1日4〜7回の分割食が推奨されています[1]。

　肥満患者に対しては、体重減少を目標として食事、運動指導などの生活習慣への介入が、インスリン抵抗性、肝脂肪化、肝線維化を改善させるという報告[5]もあり、医師、看護師、リハスタッフとの連携が大切です。7%以上の減量により肝脂肪化の改善がみられたとの報告もあるため[5]、減量目標の目安とします。

肝硬変患者がつまずきやすい点

　味覚異常や食欲不振により、患者から「食事がおいしくない」と聞くことは少なくありません。過度の食塩制限による食欲低下や、PEM状態をもたらさないような栄養管理計画の立案が必要となります。BCAA顆粒や肝不全用経腸栄養剤は低アルブミン血症の改善、栄養状態の改善が期待できますが、継続は容易ではありません。摂取状況を確認し、食事（献立）の工夫を踏まえて、医師、薬剤師と連携した栄養管理計画の再立案が必要です。アルコール性肝硬変患者においては、ほとんど食事摂取せずに生活している場合もあります。緊急入院時はリフィーディング症候群の可能性を考慮した栄養管理が必要となります。

肝硬変患者の栄養指導時に確認しておくべきこと

　超高齢社会においては、①食事量減少、②体重減少、③運動能力、④精神的ストレス、⑤認知症やうつなどの確認が低栄養リスクスクリーニングとして必要です。患者は自宅での食事状況を管理栄養士に話しづらいものです。食事療法の実践ができていない場合は、わかっていてもできない理由がかならずどこかにあると信じてください。下記の内容を栄養指導時に確認することで、原因がみえてくることもあります。

①生活状況：自立度、要介護認定、ケアマネジャーの氏名・所属場所、生活場所および同居家族の有無について。

②食形態：日本摂食嚥下リハビリテーション学会の「嚥下調整食学会分類2013」のコード。

③既往歴：がん、認知症に罹患している場合などは配慮が必要。

　肝硬変に限りませんが、栄養指導ならびに栄養相談は、管理栄養士が知識・技術を習得すれば患者の利益につながるわけではありません。相手（患者）に思いを馳せて、想像力、感受性を豊かにコミュニケーションを図り、関係職種と密に連携することが大切だと信じています。

引用・参考文献

1）日本消化器病学会・日本肝臓学会編. 肝硬変診療ガイドライン2020. 改訂第3版, 東京, 南江堂, 2020, 196p.
2）日本糖尿病学会編・著. 糖尿病診療ガイドライン2019. 東京, 南江堂, 2019, 446p.
3）Chen, CJ. et al. Significant effects of late evening snack on liver functions in patients with liver cirrhosis : A meta-analysis of randomized controlled trials. J. Gastroenterol. Hepatol. 34（7）, 2019, 1143-52.
4）Elkrief, L. et al. Diabetes mellitus in patients with cirrhosis : clinical implications and management. Liver Int. 36（7）, 2016, 936-48.
5）Promrat, K. et al. Randomized controlled trial testing the effects of weight loss on nonalcoholic steatohepatitis. Hepatology. 51（1）, 2010, 121-9.

12

低栄養

清水行栄 （しみず・ゆくえ）● 東京医科歯科大学医学部附属病院臨床栄養部

低栄養患者の食事療法のポイント

近年、管理栄養士の活動に関する加算が新設されており、2016年には低栄養に対する栄養指導も対象となりました。成人の低栄養は、炎症の程度と成因別に飢餓関連（純粋な慢性飢餓、神経性食思不振症）、慢性疾患関連（臓器不全、膵臓がん、関節リウマチ、サルコペニア肥満）、急性疾患／損傷関連（感染症、熱傷、外傷、閉鎖性頭部外傷）の3つに分類されます[1]。低栄養は多角的かつ総合的に評価する必要があり、栄養スクリーニング、アセスメントにより低栄養と判定された場合、各種疾患の重症度も考慮していく必要があります。そのうえで、低栄養の原因を抽出し、治療方針を踏まえた栄養介入（計画と実施）を行います。

低栄養の栄養療法施行におけるチェックポイント

栄養療法の方針

個々の患者の状態（疾患の重症度、予後など）により、栄養療法の目的は異なってきます。積極的に低栄養改善をめざす「攻めの栄養療法」か、終末期の患者などの生活の質（quality of life；QOL）の維持を目的とした「守りの栄養療法」か、担当医と連携し治療方針に沿った対応が重要です。

栄養のルート

安全に栄養療法を行ううえで、栄養ルートの状態確認は非常に重要です。栄養の通り道がととのっていなければ、必要栄養の確保は困難です。まずは口腔内・消化管の

状態を確認し、栄養確保の方法を検討する必要があります。

①口腔内環境：おもな栄養が食事の場合、舌苔の付着などによる口腔内汚染や義歯の不具合、口内炎などの炎症は食事摂取の妨げになります。また、経口摂取をしていない場合でも感染予防の観点から清潔を保持することが重要です。

②咀嚼・嚥下機能：食べこぼし、むせ、丸呑みの頻度の増加や痰の増加により、食べられる量や食品の種類が減少することがあります。

③消化・吸収機能：通過障害がある場合は、食形態や栄養ルートの調整が必要になります。また、消化管・臓器の手術歴や下痢・便秘などの排便状況が、栄養摂取に影響することもあります。

いずれの場合でも、改善に時間を要したり改善が期待できない状況であれば、経腸栄養や輸液栄養の併用も検討していきます。

食事療法の受け入れ・実施体制

栄養確保や栄養療法の継続に関与するため、患者自身や関連する体制も考慮していく必要があります。

①食事準備：とくに独居の高齢者や男性は、自炊がむずかしい場合があるため、ふだんの状況に合った継続できる方法の提示が必要です。

②認知機能：認知機能の低下が、嚥下障害、不規則な食事、食事自体の認知低下、嗜好の変化、拒食に関係することもあります。

③固定観念：食事療法を要する疾患（糖尿病や腎臓病など）が既往にある場合、その疾患に対する食事療法の経験や長年の食事に対する信念（肉は体に悪い、野菜はかならず食べる必要があるなど）が、栄養確保の妨げとなっている場合があります。

④経済状況：宅配食や栄養補助食品は利用効果が期待でき、最近では選択肢も増えていますが、比較的高価であるため、嗜好以外の問題で使用・継続が困難となる場合があります。

栄養摂取状況

①偏り・質：咀嚼や嚥下機能低下による、かたい食品やぱさつく食品（とくに肉や魚などのたんぱく源）を避けた食べ方や、狭窄、吸収障害があると、栄養の偏りが生じやすくなります。

②量：1食の食事量や飲水量の低下に伴い、各栄養素だけでなく水分も不足することがあります。

③時間：食事と水分を少量ずつ頻回摂取することも有効ですが、頻回摂取が3食の食

表 ● 効率よく栄養を確保する工夫

目的	利用食材・料理例
手軽に栄養UP	とろろいも、脂質の多い魚（うなぎ、さば、とろまぐろなど）、アボカド、油脂、どんぶり料理、卵とじ、高エネルギー嗜好品（プリンやアイスクリームなど）　など
準備の負担軽減	中食（缶詰、レトルト食品、惣菜、弁当、宅配食など）
効率よく栄養確保	特殊食品（粉飴、アミノ酸粉末、中鎖脂肪酸 [medium chain triglyceride；MCT]）、栄養剤（飲料やゼリー）　など
適した食形態調整	とろみ調整食品などの増粘剤、油脂、つなぎ（卵、小麦粉、パン粉、とろろいも、豆腐、練りごまなど）、あんかけなど

事摂取の妨げになる場合もあるため注意が必要です。

栄養・摂取量アップの調整

　一般的な食品を使用した調整方法が取り入れやすいこともありますが、食事の準備にストレスを感じたり行き詰まってしまうことがあります。レトルト食品などの既製品や栄養剤などの特殊食品の活用により、効率のよい栄養確保を継続することができます（表）。また、とろみづけにかたくり粉などの一般的な食材を使用している場合もあるため、ふだんの調整方法を具体的に確認することも必要です。提案する際は、正しく効果的に使用してもらうため、入手・利用方法の情報提供も行いましょう。

低栄養の栄養療法のモニタリング

　低栄養の診断にはエネルギー摂取量、体重減少、筋肉量の減少、皮下脂肪の減少、局所的または全身浮腫、機能状態の低下（握力測定など）の6項目のうち、少なくとも2項目を評価することが推奨されています[2]。とくに詳細な評価や密な介入が必要な患者の場合は、評価項目を担当医と検討することで、治療方針に沿った効果的な栄養療法につながります。

医師やほかの医療スタッフとの連携

　低栄養には食事・栄養内容のみで対処できないさまざまな背景があり、管理栄養士だけでは解決できないことも多々あります。栄養摂取の妨げになっている症状などで

早期に対応が必要な場合は、カルテ記載だけでなく、カンファレンスなどで担当医や関係する医療スタッフ（歯科医師、看護師、薬剤師、言語聴覚士など）と情報共有し、対応を検討します。情報共有により一貫した対応ができるだけでなく、口腔衛生や精神面のケアなどへつなげられることもあり、患者にとって有益性が高く、栄養療法の効果も得られやすくなります。

低栄養患者の栄養指導で伝えるべきこと

栄養療法の目的・必要性

　患者自身が、低栄養の程度や低栄養の持続・進行による影響を知ることが重要です。そして、食事療法でめざすゴール（期間・状態変化など）や、その経過において予測されること（食事量の増量や栄養補助食品利用による消化器症状の出現の可能性など）を共有しておくと、食事療法を継続しやすくなります。

セルフモニタリングの必要性

　体調により食事量は変動するため、セルフモニタリングすべき項目（食事摂取量、体重、排便など）を患者自身が認識し、日々の観察を行うことが効果的な対策の選択には有効です。外来患者であれば、定期的な栄養指導により「副食の量や種類が増えた」「米飯の量が10g増量できた」など、わずかでも客観的に変化を認識でき、モチベーションアップにつながることもあります。一方で、セルフモニタリングできる項目の一つに体重がありますが、体重の維持・増加がむずかしい患者にとって、体重計に乗ること自体がストレスとなることもあります。栄養確保が軌道に乗った時点で、目標体重設定を患者と一緒に行うと、うまくいく場合もあります。

低栄養患者がつまずきやすい点

家族や周囲が熱心すぎる

　食事療法の継続においては、家族の協力の有無や社会資源の利用の可否は影響が大きく非常に重要です。一方で、家族が熱心すぎて、「工夫して食事を準備しているのに食べてくれない」「栄養剤も買ったのに飲んでくれない」などのようにうまくいかない場合もあります。栄養指導を受けたり、食事療法の必要性を受け入れていても、すぐに食べられるようになるわけではありません。体調や精神面も考慮しながら、さまざまな栄養確保の工夫や栄養剤を試し、継続可能な食品や摂取方法を時間をかけてみつけていく必要があることを、患者だけでなく協力者にも認識してもらうことで継続しやすくなります。

特殊食品の利用がうまくいかない

　少量でバランスのよい栄養素を確保するために栄養剤は有効です。しかし、体調不良時や甘いものを好まない人は、飲み・食べなれない食品の摂取はむずかしいことが多々あります。飲み方（温度、1回量、タイミング、頻度など）の調整方法を提案し、どうしても摂取がむずかしい場合は、無理に継続をすすめず一時的に中断するのも一つの方法です。また、体調や食事療法に対する認識が変化した際に再チャレンジすると、摂取できる場合もあります。

低栄養患者の栄養指導時に確認しておくべきこと

患者が高齢者や独居の場合

　高齢者や独居（とくに男性）の場合は、食事準備が可能な状況か、また食料の入手手段に関する確認は実施・継続において重要です。調理者や協力者を確認するためには「ふだん、食事の準備は誰がしていますか？」「食事の準備や食材の購入を手伝ってくれる人はいますか？」、食料の入手手段・アクセス状況は、「インターネットを使用

した注文は可能ですか？」「最寄りのスーパーまでの距離はどのくらいですか？」という質問で確認できます。

患者の食事療法に対する認識、経験

多くの場合、栄養指導や栄養介入の際には、患者は事前に担当医から食事療法の必要性について説明を受けています。その説明を患者がどのように受け止めているかを確認すると、指導がすすめやすくなります。たとえば「担当の先生に、食事に関して何かいわれていますか？」「（食事に関して）最近、気をつけていることはありますか？」「栄養剤などの栄養補助食品を利用したことはありますか？」と質問するとよいでしょう。

食事摂取に影響する事項

食事摂取に影響する事項は、定期的な確認が必要です。排便状況については、「便秘や下痢になることはありますか？ その頻度は週に何回くらいですか？」など、また口腔内環境や咀嚼・嚥下状態については「味覚が最近変わった感じはありますか？」「義歯は使用していますか？」「かたいものがかみづらいことはありますか？」「飲み込みにくさや、食事のときにむせることはありますか？」などの質問で確認します。

＊　　　＊　　　＊

低栄養の改善は、管理栄養士の力だけではむずかしいことも多いため、医師や歯科医師などと連携を図っていきましょう。また、医療者側からの一方的な指導ではなく、患者との対話を通じて、協力して解決策を見出すSDM（shared decision making）という考え方を栄養療法でも念頭においてすすめていくことが重要です。

引用・参考文献

1) White, JV. et al. Consensus statement : Academy of Nutrition and Dietetics and American Society for Parenteral and Enteral Nutrition : characteristics recommended for the identification and documentation of adult malnutrition (undernutrition). JPEN. J. Parenter. Enteral Nutr. 36 (3), 2012, 275-83.
2) Gomes, F. et al. ESPEN guidelines on nutritional support for polymorbid internal medicine patients. Clin. Nutr. 37 (1), 2018, 336-53.

索 引

★増刊への感想・提案

　このたびは本増刊をご購読いただき、まことにありがとうございました。編集室では今後も、より皆さまのお役に立てる増刊の刊行を目指してまいります。つきましては本書に関するご感想・ご提案などがございましたら、当編集室までお寄せください。また、掲載内容につきましてのご質問などがございましたらお問い合わせください。

★連絡先

〒 532-8588　大阪市淀川区宮原 3-4-30 ニッセイ新大阪ビル 16F
株式会社メディカ出版「ニュートリションケア編集室」
E-mail：nutrition@medica.co.jp

The Japanese Journal of Nutrition Care　　ニュートリションケア 2021 年春季増刊（通巻 171 号）

病態別栄養療法まるわかりガイド
病態生理・診断・治療・食事療法・栄養指導のポイント

2021 年 5 月 1 日発行　第 1 版第 1 刷 2022 年 4 月 10 日発行　第 1 版第 2 刷	編　　著	早坂 朋恵
	発 行 人	長谷川 翔
	編集担当	西川雅子・富園千夏
	編集協力	加藤明子
	組　　版	稲田みゆき
	発 行 所	株式会社メディカ出版
		〒 532-8588　大阪市淀川区宮原 3-4-30
		ニッセイ新大阪ビル 16F
		編集　　　　　　電話：06-6398-5048
		お客様センター　電話：0120-276-591
		E-mail　nutrition@medica.co.jp
		URL　https://www.medica.co.jp
	広告窓口	総広告代理店（株）メディカ・アド 電話：03-5776-1853
	デザイン	松橋洋子
	イラスト	中村恵子
定価（本体 2,800 円＋税）	印刷製本	株式会社シナノ パブリッシング プレス

ISBN978-4-8404-7479-5

乱丁・落丁がありましたら、お取り替えいたします。
無断転載を禁ず。
Printed and bound in Japan